De orgaanklok

www.gesund-aktiv.com

Ik draag dit boek op aan mijn kinderen,
Daniel en Katharina

Lothar Ursinus

De orgaanklok

Het ritme van je organen volgen

Uitgeverij Akasha

Uitgeverij Akasha
Brammershoopstraat 12/16
7858 TC Eeserveen
0599-28 72 45
info@uitgeverijakasha.nl
www.uitgeverijakasha.nl

Vertegenwoordiging in België
Agora NV, Aalst

Vertaling
Erika Venis/Vitataal tekst & redactie, Feerwerd

Redactie
Vitataal tekst & redactie, Feerwerd

Omslagontwerp
Murat Karaçay, Schirner
Sander Schaper, Studio Nico Swanink, Haarlem

Opmaak en vormgeving
Cathy Gerver, Studio Nico Swanink, Haarlem

Druk- en bindwerk
Bariet Ten Brink B.V., Meppel

Derde druk 2018

Original title: *Die Organuhr – leicht erklärt*

ISBN 978 94 6015 089 0
NUR 861

Inhoud

1

Inleiding

De mens is een deel van het universum

Ziekten komen niet uit de lucht vallen, maar ontstaan uit dagelijkse zondes tegen de natuur. Als die zich opstapelen, komen ze onverwachts tot uiting.

Hippocrates van Kos

De kunst van de genezing komt uit de natuur, niet van de arts. Daarom moet de arts van de natuur uitgaan, met een wakkere geest.

Paracelsus

Overal in de natuur zien we ritmes: de cyclus van dag en nacht, zomer en winter, ontstaan en vergaan, leven en dood. Er is in de natuur geen proces met een begin en een eind waarbij dat ogenschijnlijke einde niet meteen ook het begin van iets nieuws vormt. Elk 'op' wordt noodzakelijkerwijs gevolgd door een 'af'. Zonder inademen is uitademen niet mogelijk. In het universum gaat niets verloren. In de kosmische orde is het onmogelijk dat iets een begin en een definitief einde heeft.

Een cyclus als die van dag en nacht, en ook die van de seizoenen, is voor ons vanzelfsprekend. We ervaren die cyclussen telkens weer en plannen ons leven ernaar. De mens is echter geen autonoom wezen op deze aarde. We vormen allemaal een deel van het grotere geheel, van processen en veranderingen. We zijn onderdeel van het zonnestelsel en zijn ondergeschikt aan de veranderingen van de kosmische rituele dans.

De cyclussen van het universum zijn ook terug te vinden in ons lichaam. De huid vernieuwt zich elke 4 weken, want een huidcel leeft maar 28 dagen en verschilfert dan. Als het ritme van vernieuwing van de huid wordt verstoord, zoals bij schubvlecht (psoriasis), dan noemen wij dat in de alternatieve geneeskunde een ritmestoornis die in de huid zichtbaar is. Daarom moet psoriasis via het hormoonstelsel worden behandeld, niet via de huid. De vrouwelijke cyclus lijkt op de cyclus van de maan: na 28 dagen wordt het opgebouwde baarmoederslijmvlies afgestoten, zodat er een nieuw slijmvlies kan worden opgebouwd.

Wanneer we de ademhaling beter bekijken, zien we ook een band met het universum. Een mens ademt ongeveer 18 keer per minuut. In 24 uur is dat 18 x 60 x 24 = 25.920 ademhalingen. In jaren gezien komt dat overeen met de periode die wel het 'platonische wereldjaar'* wordt genoemd. Het menselijk leven is dus als het ware een ademhaling van de kosmos. Wanneer we onszelf beschouwen als een deel van het geheel en onszelf een plekje geven binnen de cyclus van het universum, dan is het goed te begrijpen dat de fysiologische en organische processen in ons lichaam ook ondergeschikt zijn aan een hogere orde.

Sinds een paar jaar stellen we bij het Centrum voor Natuurgeneeswijzen in Hamburg voor onze patiënten een individueel voedingsprogramma op, gebaseerd op hun stofwisselingsgegevens. Het door mij bedachte individuele voedingsprogramma 'gezond & actief' zoekt op basis van een vitale en stofwisselingsanalyse de voedingsstoffen die het best bij de specifieke patiënt passen. Patiënten die niet echt ziek zijn en geen overgewicht hebben, vertellen vaak dat we precies die dingen hebben uitgekozen die ze graag eten. Van patiënten met stofwisselingsziekten of sterk overgewicht horen wij dat vrijwel nooit. Daaruit kun je concluderen dat iedereen anders met zichzelf omgaat. Mensen die naar hun inwendige stem luisteren, gaat het vaak beter omdat ze bewust of onbewust de kosmische wetten volgen, zichzelf aanvoelen en hun weg weten te vinden.

Het principe van de orgaanklok gaat terug op de traditionele Chinese geneeskunde. Deze duizend jaar oude geneeskunde, die gebaseerd is op een holistische benadering, neemt het ritme van het universum als uitgangspunt. In de Chinese

* Een platonisch jaar is gelijk aan de lengte van de precessie van de aardas en duurt 25.750 jaar.

geneeskunde staat de mens in nauw verband met de kosmische principes en de wetmatigheden van de aarde. Gezondheid is een samenspel van materiële en psychische factoren. De stand van de hemellichamen, het jaargetijde en de invloeden van het weer en de omgeving spelen daarbij een belangrijke rol. Ook in de westerse wereld zijn deze inzichten bekend. Paracelsus zei hierover: 'Wie de stand van de sterren en de omgeving niet meeneemt bij de diagnose, mag zich geen arts noemen.'

Waar zit de motor van onze inwendige klok, wat geeft de maat aan, waar zit de 'hoofdklok'? Iedereen heeft een natuurlijk biologisch ritme, dat zich aanpast aan het zonlicht. Onderzoekers hebben ontdekt dat we niet alleen deze 'hoofdklok' hebben, maar ook afzonderlijke 'klokjes'. Dat klinkt eenvoudig en ook heel interessant. Het kan desastreuze gevolgen hebben als we niet volgens het zonneritme leven. Toch doet vrijwel niemand dat. De 'hoofdklok' loopt niet meer gelijk met de klokken en de ritmes van de afzonderlijke organen en lichaamsdelen. Als de leden van een orkest allemaal gewoon maar spelen waar ze zin in hebben, klinkt het vals. Datzelfde geldt voor een lichaam dat biologisch niet in balans is.

We kunnen bijvoorbeeld onze synchronisatie kwijtraken na een vliegreis in oostelijke of westelijke richting waarbij we meerdere tijdzones doorkruisen. Typische symptomen van jetlag zijn sufheid, maagklachten, vermoeidheid overdag, slaapgebrek 's nachts, verstoorde hormoonhuishouding en veel meer. Na een paar dagen in de nieuwe tijdzone is ons lichaam gewend aan het nieuwe zonneritme. Hoe groter het verschil tussen de tijdzones, hoe langer we voor ons gevoel nodig hebben om ons aan te passen. De inwendige flexibiliteit van het lichaam speelt hierbij ook een rol: jonge mensen kunnen zich sneller aan een nieuw zonneritme aanpassen dan oudere.

Mensen die in wisselende ploegendienst werken, moeten zich ook voortdurend aanpassen aan een nieuw ritme. Dat kan een groot gezondheidsrisico inhouden. De universiteit van Harvard heeft de afgelopen dertig jaar onderzoek gedaan naar het voedselpatroon, de mate van beweging en de gezondheid van 120.000 verpleegkundigen. De verpleegkundigen die veel nachtdiensten draaiden, hadden een 60 procent grotere kans op borstkanker of darmkanker dan degenen met dagdiensten.

Ook al lijkt (of is) het niet altijd mogelijk, we moeten wel proberen de kosmische wetten en feiten, de universele ritmes, waar we tenslotte deel van uitmaken, na te leven en te respecteren. Dat is op zijn minst gunstig voor onze lichamelijke en psychische gezondheid. Alleen al daarom is het de moeite waard te proberen in harmonie te leven met het zonneritme.

Elk orgaan heeft in de loop van de dag een moment van topactiviteit, en natuurlijk ook een belangrijke periode van rust.

Iedereen zal begrijpen dat onze dag begint bij het opstaan. Voor de een is dat 's ochtends om 5.00 uur, voor de ander 's middags om 15.00 uur. Voor onze orgaanklok begint de dag echter, ongeacht hoe laat we uit bed stappen, elke dag om 3.00 uur in de ochtend. Als om 7.00 uur de wekker gaat, hebben de longen hun periode van grootste activiteit al afgesloten en is de dikke darm nog net bezig. In de eerste uren van de ochtend heeft de reiniging van het lichaam topprioriteit en pas vanaf ongeveer 7.00 uur is het lichaam klaar voor het ontbijt. Als je de dag begint met een glas warm water, help je je lichaam bij die inwendige schoonmaak.

Geneeskunde is opwindend en interessant als we verder kijken dan de symptomen en hun bestrijding, en als we de symptomen beschouwen als zaken die ons de weg kunnen wijzen naar de oorzaak van ziektes. De principes van de Chinese en antroposofische geneeskunde kunnen daarbij behulpzaam zijn.

De Chinese geneeskunde bestaat al meer dan tweeduizend jaar. Deze vorm van geneeskunde kijkt niet naar afzonderlijke organen, maar naar energiebanen die door het lichaam lopen. Door die banen, de 'meridianen', stroomt de lichaamsenergie, de 'qi'. Er zijn twaalf hoofdmeridianen, met elk een bijbehorend orgaan of orgaansysteem. In dit boek beschrijf ik de werking van de afzonderlijke organen en welke invloed ze hebben op het hele organisme. Daarnaast ga ik in op de organen die bij elkaar horen, de zogeheten zusterorganen, die in de Chinese geneeskunde samenvattend 'functiekringen' worden genoemd. De antroposofische geneeskunde is gebaseerd op de leer van Rudolf Steiner. In de gewone geneeskunde wordt weinig aandacht besteed aan zijn inzichten, maar bij mijn dagelijkse werk met patiënten wijzen de principes van de antroposofische en Chinese geneeskunde me de weg naar de juiste behandeling. In de beschrijving van de orgaanklok heb ik me daarom laten leiden door deze twee medische richtingen en door mijn eigen ervaringen.

De symptomen die in de hoofdstukken staan beschreven zijn allemaal uitingsvormen van het lichaam en ze hoeven niet tegelijk voor te komen. Daarnaast bestaat er een nauwe band tussen de organen en verschillende tanden en kiezen.

Bij elk orgaansysteem noem ik daarom ook de samenhang met bijbehorende tand. Die band is niet wetenschappelijk bewezen, maar wordt wel gestaafd door de praktijk. Telkens terugkerende problemen met een orgaan kunnen een oorsprong hebben in een zieke tand of een ontstoken tandwortel. De relatie kan ook omgekeerd zijn, waarbij problemen met een tand worden veroorzaakt door een ziek orgaan. Die wisselwerking moet altijd worden meegenomen in de diagnose.

Ik heb dit boek geschreven omdat ik het belangrijk vind geneeskunde begrijpelijk te maken. We moeten ziek zijn niet als een probleem zien, maar als een signaal van het lichaam dat we moeten veranderen. Ik hoop dat beschrijving van de orgaanklok helpt om dat doel iets dichterbij te brengen.

De orgaanklok

Hoe weten onze organen hoe laat het is?

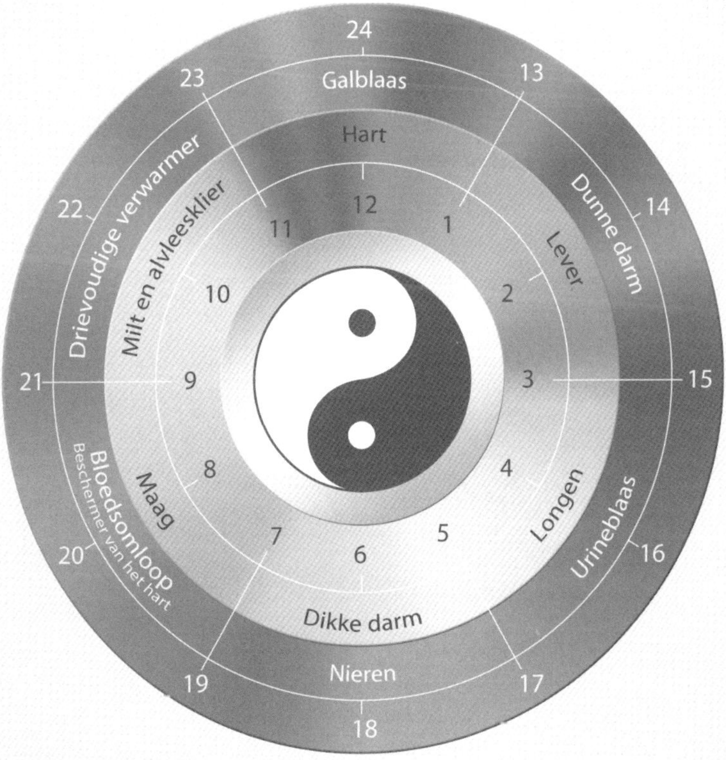

Je gezondheid opofferen, voor wat dan ook,
is de grootste domheid die er bestaat.

Arthur Schopenhauer

Longen

Orgaan voor afstand en moed, loslaten, creativiteit en ommekeer

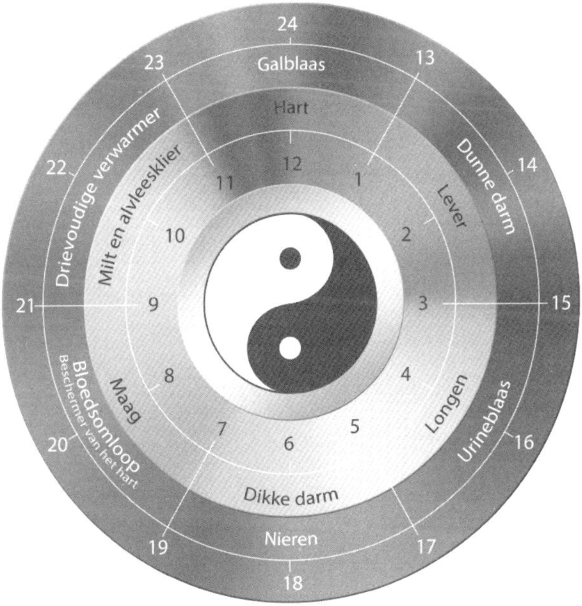

Orgaantijd	3.00 tot 5.00 uur meeste activiteit	15.00 tot 17.00 uur minste activiteit

Via de longen hebben we direct en onbeschermd contact met onze omgeving. Elke ademhaling betekent een hernieuwd contact. De longen ontstaan in de vroege embryonale fase uit de longknop, een klierachtige aftakking die ontspringt aan een deel van de dunne darm. De longknop groeit omhoog, vertakt zich in ons lichaam als een omgekeerde boom met stam en kruin en vormt een holte. In de Chinese geneeskunde zijn de longen en dikke darm tegengesteld aan elkaar. Het samenspel tussen deze organen zien we terug bij verschillende ziektesymptomen. Hoesten is vergelijkbaar met diarree en een prikkelbare darm wordt wel 'astma van de darmen' genoemd.

De longen hebben als taak zuurstof op te nemen en kooldioxide uit te stoten. Ook hierbij bestaat een parallel met de darm, want ook die neemt op en scheidt uit. De longen gaan over vluchtige stoffen, de darmen over vaste bestanddelen.

Bij het inademen krijgen de longen steun en sturing van de nieren, maar de uitademing regelen ze zelf. De longen zijn het enige orgaan waar we een beetje controle over hebben. We kunnen onze adem inhouden en zo korte tijd voorkomen dat we zuurstof opnemen.

Loslaten, ommekeer, creativiteit

Ademen is een passief proces, en ook de gasuitwisseling in de longblaasjes verloopt passief, door diffusie. Je hoeft het ademen alleen maar toe te staan, de rest gebeurt vanzelf. Het klassieke beeld van astma is het gevoel dat je je adem inhoudt, ook al krijg je daardoor geen lucht. Ook bij schrik houden we onze adem in. Als we onze adem inhouden, stappen we als het ware even uit de stroom van het leven.

Mensen die hun adem niet kunnen loslaten, ervaren vaak creatieve remmingen.

In de loop van ons leven moeten we telkens weer afscheid nemen. Een baby die niet meer aan de borst drinkt, neemt afscheid van het zuigelingenbestaan en ontwikkelt zich tot kind. De puberteit betekent een afscheid van de kindertijd. Wanneer jongvolwassenen uit huis gaan, is dat vaak voor de ouders een zwaar afscheid, maar voor het kind is het een grote stap naar een eigen leven, naar de zelfgekozen leefomgeving. Het moeilijkst is het afscheid van een dierbare door de dood. Het verdriet rond het afscheid, het rouwen, is een emotie van de longen. Niet kunnen loslaten en rouwen zijn hetzelfde.

De plant guldenroede (*Solidago*) kan in dergelijke situaties een goede ondersteuning bieden. De plant wordt toegepast bij pijnlijke ervaringen in relaties en vriendschappen, en bij het verlies van relaties. Afscheid leidt tot verandering en ommekeer. De energie van de ommekeer is te vinden in koper, een basisbestanddeel van de behandeling tegen bronchiale astma. Het metaal koper hoort bij de nieren. De nieren spelen dus ook een belangrijke rol bij de behandeling van astma.

Emoties

De emoties die bij de longen horen, zijn dus verdriet en rouw, maar ook melancholie en depressie. Bij mensen met longklachten zien we vaak een huilerige stemming, vooral op momenten van opwinding. Huilerigheid is vaak een teken voor een verborgen longprobleem.

De longen als aardorgaan

In de antroposofische geneeskunde worden de longen aangeduid als een aardorgaan. Zonder de aarde kan er niets groeien en tot wasdom komen. Wie graag en met smaak eet, staat dus per definitie positief tegenover de aarde. Net zoals de lever verband houdt met dorst, regelen de longen het hongergevoel. Bij gebrek aan eetlust, vooral bij kinderen, of bij pubers die zichzelf uithongeren (anorexia nervosa), moeten de longen daarom altijd bij de behandeling worden betrokken.

Ik zie in mijn praktijk veel kinderen met luchtwegproblemen. Vaak gaat het bij hun klachten om een overbelast lymfestelsel of een terugkerende bronchitis, waarvan veel kinderartsen zeggen dat het een voorstadium is van astma. Mensen met longproblemen worden soms voor een kuur naar de bergen of naar zee gestuurd. In beide omgevingen is het licht heel gunstig door het gesteente (of zand) of zout. Ook de frisse lucht draagt hier een steentje bij aan de gezondheid.

Het is altijd weer opmerkelijk om te zien dat ouders vaak melden dat hun kinderen aan zee of in de bergen heel snel weer zijn genezen. Door de sterke relatie tussen de aarde en de longen is de snelle genezing van de kinderen eigenlijk heel begrijpelijk.

Zintuigorgaan

Een van de taken van de longen is het sturen van de reukzin en de neus. Virale infecties van de bovenste luchtwegen zorgen er vaak voor dat je niet meer kunt ruiken. Bij de behandeling moet er daarom op gelet worden dat ook de longen sterker worden gemaakt.

Longen – huid

Als je constitutioneel eczeem of atopisch eczeem alleen maar met zalfjes behandelt, dus alleen op de huid, kan de aandoening zich naar binnen verplaatsen. Zo ontstaat astma. Volgens de Chinese geneeskunde is er een relatie tussen de longen en de huid, wat hieruit duidelijk blijkt. De behandeling moet dan met homeopathische middelen plaatsvinden, en ook nog eens van binnen naar buiten, dus vanuit de longen naar de huid. Astma wordt dan weer eczeem, en daarna kan er volledige genezing plaatsvinden.

Tanden

De tanden 14 en 15 rechtsboven* en 24 en 25 linksboven horen bij de longen en de dikke darm. Tanden 14 en 15 worden soms weggehaald om in de kaak ruimte te maken voor de andere tanden. Het is nog niet goed onderzocht wat precies het effect is van dergelijke kaakoperaties, maar je zou ze zeker kunnen zien als een inbreuk op de natuurlijke ontwikkeling van de persoonlijkheid en psyche.

Longen – bijnieren

Hormonaal gezien hebben de longen hun oorsprong in de bijnieren. Deze kleine klieren zitten op de eigenlijke nieren. Ze regelen het immuunsysteem met behulp van hormonen. Een zieke bijnier kan leiden tot auto-immuunziekten, reuma, astma, eczeem, hyperactiviteit en autisme.

---

*Zie voor een overzicht van het gebit pagina 123.

Wat gebeurt er in het lichaam tussen 3.00 en 5.00 uur?

Het lichaam scheidt meer melatonine af, een slaaphormoon, waardoor we rustig en ontspannen slapen. Tegelijkertijd begint er in het lichaam een harmonieuze omschakeling naar het vegetatieve zenuwstelsel.

Het parasympathische zenuwstelsel*, dat voor rust en ontspanning zorgt, komt tot rust en het sympathische zenuwstelsel, dat actief en dynamisch maakt, komt in actie. Zorgen, stress en angst kunnen ervoor zorgen dat we tussen 3.00 en 5.00 uur niet goed kunnen slapen.

Longklachten zijn in deze periode meestal heviger. De bloeddruk stijgt langzaam. Mensen met hartproblemen worden rond deze tijd vaak wakker omdat ze door longoedeem (vochtophopingen in de longen) minder goed lucht krijgen. Tussen 4.00 en 5.00 uur komen astma-aanvallen het meest voor. Uit statistieken blijkt bovendien dat de meeste fouten in de nachtdienst worden gemaakt. Voor mensen met maagzweren zijn deze twee uren het zwaarst. Dit is ook het moment dat de meeste kinderen overlijden aan wiegendood, een tot nu toe nog niet goed verklaard fenomeen. Sowieso sterven de meeste mensen tussen 3.00 en 5.00 's nachts, onafhankelijk van de doodsoorzaak.

Wat is goed voor de longen?

Een gezonde hoeveelheid lichamelijke activiteit, bij voorkeur in een omgeving die voor de longen gunstig is,

---

* Samen met het sympathisch zenuwstelsel en het darmzenuwstelsel is het parasympathisch zenuwstelsel een van de drie onderdelen van het vegetatieve zenuwstelsel.

zoals de bergen of aan zee, is een goede manier om de longen gezond te houden. Dit kun je aanvullen met oefeningen om bewust adem te halen of yoga.

Een oertinctuur* van hondsdraf (*Glechoma hederacea*) helpt bij het loslaten en het vinden van vernieuwing. In combinatie met geduld en kalmte zorgt de oertinctuur ervoor dat patiënten het vertrouwen terugkrijgen in het genezende vermogen van het lichaam. De warmte- en lichtkrachten van deze oertinctuur geeft nieuwe levens-energie aan processen die stil zijn komen te liggen. Hondsdraf is een geweldige plant, die vooral gebruikt wordt bij luchtwegaandoeningen, astma en nierproblemen.

Oertinctuur van ooievaarsbek (*Geranium robertianum*) activeert de lymfeklieren en helpt zo op lichamelijk vlak te reinigen en te ontgiften. Daarnaast werkt het bevrijdend en ontspannend op psychisch vlak.

Bij de longen past voeding met een pikante of scherpe smaak. Voorbeelden hiervan zijn wildgerechten, haver, radijsjes, kaas van zure melk en pepermuntthee, zolang ze bij de lichaamseigen stofwisseling passen.

---

* Oertinctuur is een begrip uit de homeopathie. Dit is het onverdunde, plantaardige sap of extract.

Dikke darm

Orgaan van acceptatie en loslaten

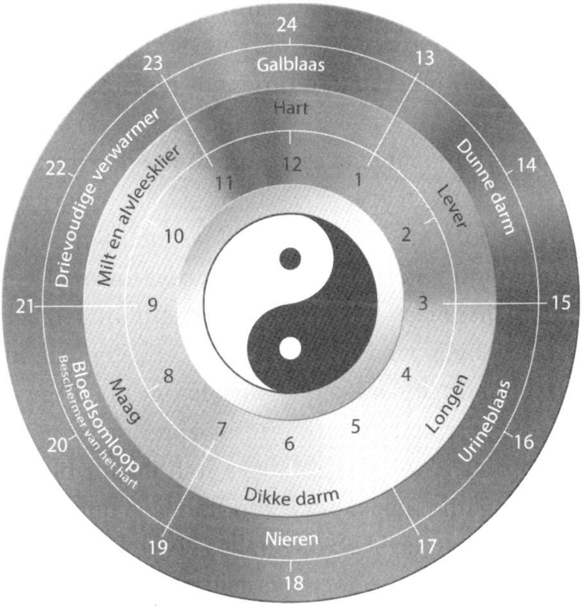

Orgaantijd	5.00 tot 7.00 uur meeste activiteit	17.00 tot 19.00 uur minste activiteit

Als we aan de dikke darm denken, denken we onwillekeurig aan ontlasting. Lang voordat er laboratoriumanalyses en computertomografie bestonden, keken artsen naar de ontlasting van hun patiënten, omdat ze daaraan de inwendige stofwisseling konden aflezen. Als we tegenwoordig een patiënt vragen hoe zijn stoelgang is, zal het antwoord meestal 'normaal' zijn. Dat is niet zo'n gek antwoord, want de meeste mensen zien tenslotte alleen hun eigen stoelgang. Die stoelgang kan stevig, zacht of brijachtig zijn, en kan dagelijks zijn, meerdere keren per dag of tot een keer per week. Over het algemeen kunnen we echter zeggen dat als iemand een te brijachtige stoelgang heeft, de darm te weinig vormgevende kracht heeft. Als de spijsvertering echter te zwak is, ontstaan er droge, kleine keutels.

De dikke darm is het laatste stadium in het spijsverteringskanaal. Hij sluit aan op de dunne darm en omringt die met een lengte van 1,5 meter aan bijna alle kanten. In de dikke darm leeft een voor het organisme belangrijke microflora (darmbacteriën).

Opnemen

De dunne darm zorgt ervoor dat de voedingsstoffen uit het eten worden opgenomen door het bloed. Toch doet de dikke darm meer dan het maken van ontlasting. Hij speelt ook een belangrijke rol bij het immuunsysteem, want hij is verantwoordelijk voor de resorptie van water en verschillende mineralen uit de darminhoud. De processen in de dikke darm verlopen in alle rust. Chaos en stress zijn niet bevorderlijk voor die processen. Opname staat voor het vrouwelijke principe en gaat in essentie over de linker lichaamshelft. Bij storingen in de linkerhelft van het lichaam moeten we op zoek gaan naar verstoorde opnameprocessen.

Loslaten

Via de klep van Bauhin komt de massa uit de dunne darm die daar niet verder verwerkt kan worden terecht in de dikke darm. De klep voorkomt dat de massa terugstroomt naar de dunne darm.

Eenmaal in de dikke darm wordt de massa door de gehele dikke darm geleid. Onderweg onttrekt de dikke darm steeds meer vloeistof aan de massa en brengt die terug in het bloed. Aan het einde van de dikke darm, als allerlei afzonderlijke organen hun aandeel hebben geleverd voor de voedselopname, blijft de ontlasting over. Dit ontlastingsproces is heel belangrijk voor ons lichaam.

Met de ontlasting geef je iets weg, je moet ergens afscheid van nemen. Kinderen bij wie de eerste anale fase verstoord wordt en die niet leren dat poepen belangrijk en goed is, kunnen zich aanwennen om hun ontlasting op te houden. Bij volwassenen die aan verstopping lijden, is dit vaak de onderliggende reden. Ze houden hun ontlasting op omdat ze nooit hebben geleerd dat loslaten belangrijk is.

In onze praktijk voeren we al meer dan twintig jaar waterspoelingen van de dikke darm uit (ook wel 'colonhydrotherapie' genaamd). Het is altijd weer interessant en spannend om te zien wat er bij die therapie bij de patiënt loskomt. Met het vrijkomen van opgedroogde ontlastingsresten en verharde delen in de darm komen er vaak ook allerlei emoties los, waarbij de tranen soms rijkelijk vloeien. De patiënten voelen zich lichamelijk (door de spoeling) maar ook geestelijk weer lichter en gezonder.

Emoties

Bij de dikke darm horen, net als bij de longen, verdriet en melancholie.

Zintuigorgaan

Tijdens een darmspoeling meldde een patiënt dat hij niet langer een verstopte neus had, wat hem anders alleen overkwam als hij een middel tegen neusverstopping gebruikte. Ik legde hem uit wat het verband was tussen de neus en de dikke darm en wist dat we met de behandeling op de goede weg waren.

De neus en de neusbijholten staan in nauw verband met de darm. De meest voorkomende oorzaak van een terugkerende bijholteontsteking is dan ook een gestoorde darmwerking.

Darm – longen – huid

De luchtwegen, de darm en de huid reageren op verstoringen van de relatie tussen het inwendige en het uitwendige van het lichaam. Eczeem, bijvoorbeeld, is duidelijk zichtbaar. Sommige mensen vinden het afstotelijk en de patiënt voelt zich afgewezen en geïsoleerd. Eczeem is vaak een uiting van een probleem met de longen (astma) of van een ontsteking in de darmen (prikkelbare darm). Deze problemen lopen niet erg in het oog, terwijl ze in feite dezelfde oorzaak hebben.

Alle ziektebeelden die op de huid te zien zijn, wijzen op een inwendig probleem. Mensen met long- en huidziekten moeten ook altijd worden onderzocht op darmproblemen. Huidziekten die in de herfst ontstaan en die de gehele winter blijven bestaan, wat bij eczeem vaak het geval is, wijzen vaak op problemen met longen en dikke darm. Aandoeningen van deze organen komen in deze tijd van het jaar tot uiting.

Tanden

Zoals eerder gezegd, horen de tanden rechtsboven, nummers 14 en 15, en de tanden 24 en 25 linksboven in de kaak bij de longen en de dikke darm.

Wat is goed voor de dikke darm?

Elke ochtend beginnen met een glas warm water, voldoende beweging en voeding die een gunstige uitwerking heeft op de stofwisseling helpen bij de ondersteuning van de dikke darm.

Samenvatting: Longen – Dikke darm

Organen	Longen	Dikke darm
Meeste activiteit	3.00 tot 5.00 uur	5.00 tot 7.00 uur
Rusttijd	15.00 tot 17.00 uur	17.00 tot 19.00 uur
Element	Metaal	
Lichamelijke functie	Uitwisseling Permeabiliteit	
Geestelijke functie	Creativiteit Uitwisseling	
Eigenschap	Afstand en moed Creativiteit en verandering	Aannemen Loslaten
Emoties, gevoelens	Melancholie Verdriet	
Hormoonstelsel	Bijnieren	
Zintuigorgaan	Neus (reuk)	
Lichaamsweefsel	Huid Lichaamsbeharing	
Lichaamsvloeistof	Lymfe	
Uitdrukking van kracht	Lichaamsbeharing	
Smaak	Scherp, pittig	
Geur bij ziekte	Bedorven, muffig, vissig	

Organen	**Longen**	**Dikke darm**
Kleur	Wit	
Klimaat	Droogte	
Planeten	Mercurius	Uranus
Jaargetijde	Herfst	
Tanden	Bovenkaak 14/15 en 24/25 Onderkaak 36/37 en 46/47	
Basisfunctie	Intuïtie Ontvankelijkheid	
Verwezenlijkt	Innerlijkheid	
Niet verwezenlijkt	Melancholie Gekwetste ziel	
Ziektebeelden	Hoesten, niezen Astma Heesheid Griepinfecties Verstoorde motoriek Gespannen schouders, nek Overgewicht Anorexia nervosa Verlies van eetlust	Verstopping/diarree Tandcariës Hardhorendheid Bloedneuzen Pijn in de schouder Pijn in de arm Vaak moeten plassen Onderrugklachten Lage bloeddruk
Schüsslerzouten	Nr. 11: Silicium	Nr. 4: Kalium chloratum
Planten	Hondsdraf (*Glechoma hederacea*) Ooievaarsbek (*Geranium*)	Salieblaadjes (*Salvia*) Oost-Indische kers (*Tropaeolum majus*)

Maag

Orgaan van levensvreugde en hebzucht

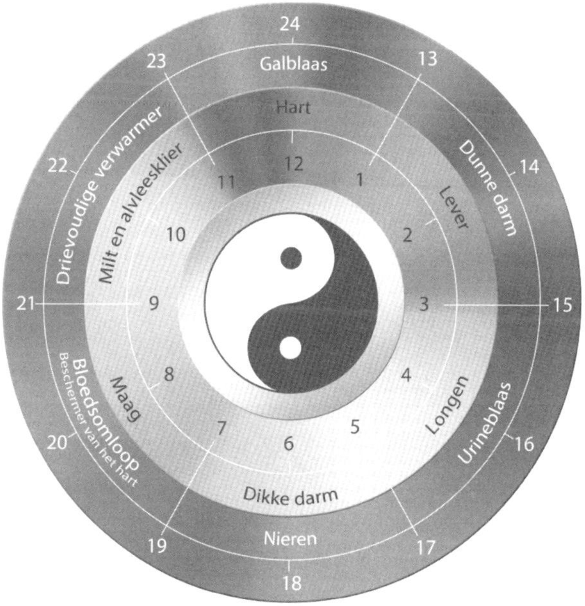

Orgaantijd	7.00 tot 9.00 uur meeste activiteit	19.00 tot 21.00 uur minste activiteit

Voor het voedsel dat onderweg is naar de maag is de mond de eerste poort naar het lichaam. De maagpoort voert vervolgens de eerste controle uit of het voedsel verder verwerkt kan worden. De maag zelf 'herkent' niet zo goed wat er binnenkomt, want de slijmlaag van de maag kan alleen krachtige prikkels voelen, zoals kou, bitter of zuur. De maag neemt dus alles op, zonder een beslissing te nemen. Pas de dunne darm, die op de maag volgt, besluit wat er verder met het voedsel gaat gebeuren.

De maag bereidt het voedsel voor op vertering in de darmen door het te kneden, kleiner te maken en te steriliseren. Het daarvoor benodigde maagsap is een heldere, transparante vloeistof, die een beetje zoutig en behoorlijk zuur is. Maagzuur is een heel krachtig, natuurlijk oplosmiddel dat bacteriën kan doden en zelfs het hardste bot kan oplossen. Het zuur kan zelfs rauw vlees verteren, maar tast het weefsel van de maag niet aan omdat de maagcellen worden beschermd door het maagslijmvlies. Als we alleen al aan voedsel denken, het ruiken of zien, geven de maagslijmvliescellen maagzuur af.

Alle spijsverteringsorganen, te beginnen bij de maag, bereiken hun maximale activiteit aan het eind van de ochtend en het begin van de middag. Omdat deze organen in de avonduren en 's nachts dus het minst actief zijn, vindt er dan vrijwel geen spijsvertering plaats.

Laat op de avond nog een biertje of een wijntje drinken, misschien met een paar toastjes met worst of kaas, is voor ons misschien wel heel bevredigend, maar voor de spijsvertering is het een hele uitdaging. Alle organen die na dit ogenschijnlijke pleziertje nodig zijn om dit voedsel te verwerken rusten al. De oude volkswijsheid 'Ontbijten als een keizer, middageten als een koning en avondeten als een bedelaar' snijdt eigenlijk best hout. Tegenwoordig doen we het echter vaak eerder omgekeerd: mensen ontbijten nauwelijks, 's middags snacken ze tussen twee afspraken door snel even wat en 's avonds eten ze dan in alle rust. Vooral rauwkost en fruit laat op de avond zorgen 's nachts voor gistingsprocessen in het lichaam. Daarbij ontstaat foezelalcohol, die op den duur de lever kan beschadigen. Te laat eten is een veelvoorkomende oorzaak van chronische ziekten.

Bij het individuele voedingsprogramma van 'gezond & actief' leren de deelnemers dat zij drie maaltijden per dag moeten gebruiken. Het ontbijt mogen zij absoluut niet overslaan. Omdat het lichaam 's ochtends koolhydraten sneller verbrandt dan 's avonds, mag het ontbijt best rijk aan koolhydraten zijn en ze mogen zo veel eten als ze willen. In de middag en avond kunnen beter eiwitrijke voedingsmiddelen en groenten worden gegeten, die passen bij de activiteit van de stofwisseling.

Onlangs is bij onderzoek het hongerhormoon ghrelin* ontdekt. Dit hormoon is een kleine peptide die vooral in de maag en het bovenste deel van de dunne darm wordt aangemaakt. Ghrelin werkt sterk eetlustopwekkend. Onderzoekers beschouwen dit hormoon als een product van dierlijke genetica, dat dieren waarschijnlijk in de loop van de evolutie hebben ontwikkeld om vet op te slaan, zodat ze in tijden van voedseltekort een grotere overlevingskans hebben. Het is echter nog niet duidelijk of het ghrelingehalte stijgt door een lege maag of dat de hersenen het hormoon aanmaken als ze vinden dat het tijd is om te eten.

* Dit is een acroniem van 'Growth Hormone Release Inducing'.

De maag behoort, samen met de milt en de alvleesklier, tot de organen uit het midden van het lichaam. Dat is ook de plek waar het vegetatieve zenuwvlechtwerk, de 'zonnevlecht' of 'solar plexus' actief is. Stress, ergernis en inspanning hebben via de solar plexus vaak een directe invloed op de maag. De uitdrukking 'Dat ligt zwaar op mijn maag' komt hier vandaan.

Levensvreugde en hebzucht, heling en agressie

De kwaliteit van de maagmeridiaan verschilt al naar gelang we ernaar kijken. De termen 'levensvreugde' en 'hebzucht' hebben betrekking op wat we opnemen. Als we te veel eten, voelen we ons na afloop vol en zwaar. Onze maag zit vol en we voelen ons loom en moe. Wanneer we vervolgens weer naar de chocolade of de nootjes grijpen, blijkt dat algauw een vergissing, maar het verlangen naar meer is moeilijk tegen te gaan.

Niet alleen de hoeveelheid voedsel kan de maag te veel worden, maar ook wat we dagelijks moeten doen. Iedereen weet dat stress tot maagklachten en zweren in de dunne darm kan leiden. Het hoeft niet altijd meer, groter of mooier te zijn. Inspanning en ontspanning met mate doen de maag goed. De termen 'helen' en 'agressie' slaan op de sappen in de maag, dus op de maagzuurproductie. Agressie kan als vitale kracht heel nuttig zijn in het leven. Maar wanneer we agressie gebruiken als afweer, verbruikt ze kracht en dynamiek en krijgt de maag minder energie.

Emoties

De emotie die hoort bij het orgaansysteem van maag, milt en alvleesklier (de laatste wordt ook wel 'pancreas' genoemd) is melancholie. Die komt vooral tot uiting bij patiënten die zich vastklampen aan het verleden. Piekeren, het steeds maar weer malen over hetzelfde onderwerp, leidt tot onvrede en neerslachtigheid. Piekeren en melancholie (die kan voortkomen uit piekeren) leiden tot een te langzame energiestroom, waardoor de stofwisseling verzwakt, het gewicht toeneemt en verstoppingen kunnen ontstaan.

Door de ligging van de maagmeridiaan is er een verband tussen maag en schildklier. Schildklierklachten kunnen dus ook verband houden met de maag. De maag, milt en pancreas staan bovendien in verband met het hormoonstelsel en de epifyse. Volgens de antroposofische geneeskunde is de epifyse verantwoordelijk voor de vorming van het bloed.

Zintuigorgaan

De mond is de poort van de maag; via de mond komt het eten bij de maag terecht. Het zintuig dat bij de maag hoort, is dus de smaak.

Tanden

Tanden 16 en 17 plus 26 en 27 in de bovenkaak, en dus 34 en 35 plus 44 en 45 in de onderkaak horen bij de maag. Tand 17 houdt daarnaast ook verband met de epifyse, en 34 en 35 plus 44 en 45 houden verband met de mammae, de borstklieren van de vrouw.

Juist in de mondholte kunnen allerlei verstorende factoren zitten die gevolgen hebben voor de maag. Cariës of dode tanden, paradentose en amalgaamvullingen kunnen de bijbehorende organen beïnvloeden.

Relatie met andere organen

De maag heeft een zeer nauwe fysiologische relatie met de spijsverteringsorganen die erop volgen.

Het lichaam zal altijd proberen een ziekteproces naar buiten te brengen, via de huid of via de slijmvliezen.

Een chronische neusverkoudheid kan een voorbeeld zijn van zo'n poging. Door het gebruik van neusspray wordt de zwelling onderdrukt en wordt het proces teruggeduwd richting maag. Een maagzweer kan dan het gevolg zijn.

Wat gebeurt er in het lichaam tussen 7.00 en 9.00 uur?

De spijsvertering draait overuren, de hormoonproductie wordt aangejaagd en het lichaam is relatief ongevoelig voor pijn.

Wat is goed voor de maag?

Geduld en rust, regelmatige maaltijden en niet te laat eten zijn belangrijk voor de maag. Verder moeten alleen die dingen in de maag terechtkomen die echt goed zijn voor het lichaam, dus waar het organisme luid en duidelijk 'ja' tegen zegt.

Bittere stoffen zoals gentiaan, duizendguldenkruid en alsem zijn planten waarvan algemeen bekend is dat ze goed zijn voor de maag. Meesterwortel (*Peucedanum ostruthium*) is goed om zelfbewustzijn te kweken. Mensen die openstaan voor allerlei schadelijke invloeden en die door hun grote onzekerheid heel kwetsbaar zijn, kunnen dankzij deze plant sterker worden. Daarnaast maakt meesterwortel de maag sterker.

Milt en alvleesklier

Organen van het denken en relaties

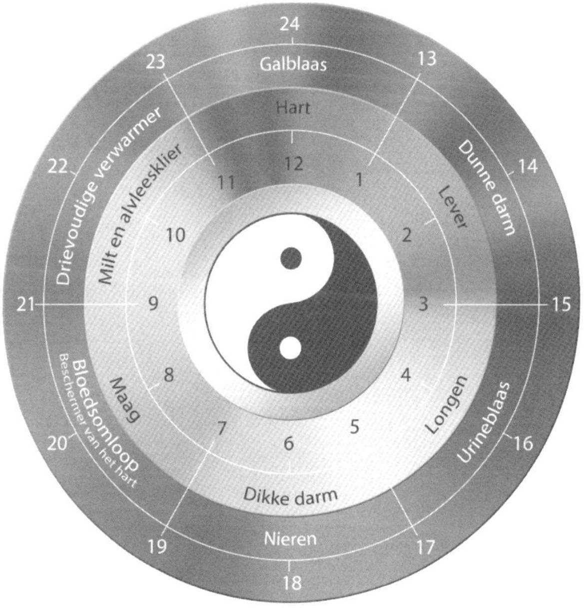

Orgaantijd	9.00 tot 11.00 uur meeste activiteit	21.00 tot 23.00 uur minste activiteit

De milt en de alvleesklier worden als een geheel gezien en vormen de sterkste vertegenwoordiging van het midden van het lichaam. Daarnaast zijn ze sterk verbonden met de ontwikkeling van de persoonlijkheid. Het individu kan zich alleen ontwikkelen als het grenzen kan aangeven ten opzichte van de buitenwereld. Op lichamelijk vlakt helpt het immuunsysteem ons de eigen dingen te onderscheiden van niet-eigen dingen. De milt beschermt ons inwendige, hij vormt een groot bolwerk tegen binnendringende vreemde lichamen en is dus een van de belangrijkste organen van het immuunsysteem. Alle rode bloedlichaampjes worden in de milt gecontroleerd. Bloedlichaampjes die ouder zijn dan 120 dagen en die instabiel zijn, worden uit het bloed gefilterd. Door dat reinigingsproces kan er nieuw bloed worden gevormd. De vrijgekomen rode kleurstof wordt naar de lever vervoerd, die er galvloeistof van maakt. Het ooit levendige, zoete bloed wordt in de lever een taaie, bittere, groenige vloeistof: gal. Dat mag je wel een ‘unieke metamorfose’ noemen. Dit voorbeeld toont ook aan dat er een nauwe band bestaat tussen milt en galblaas.

Wanneer mensen zich onvoldoende kunnen afsluiten voor invloeden van buitenaf, worden ze overspoeld door indrukken en komt hun psyche bloot te liggen. Omgekeerd kunnen mensen zich ook volledig afsluiten voor de buitenwereld. Ze zijn eigenzinnig of zelfs autistisch. Deze mensen hebben geen emotioneel contact met anderen, ze leven in zichzelf gekeerd. Diverse onderzoeken hebben aangetoond dat het hormoon secretine, dat de alvleesklier stimuleert, van nut kan zijn bij mensen op het autistisch spectrum.

Van de metalen heeft lood een sterke invloed op dit proces van uitsluiting. We kennen lood uit de loodschorten die worden gedragen bij het maken van röntgenfoto's. Een te sterke afsluiting behandelen we met een hoge potentie, een te zwakke afsluiting met een lage potentie van het homeopathische geneesmiddel lood.

Bij de proeven die wij in onze praktijk doen met zware metalen zie ik die relatie tussen een verstoord bloedbeeld en een te hoge loodbelasting telkens weer bevestigd.

De milt is onder meer de bemiddelaar of de verbinding tussen de jaargetijden. Dit is het orgaan van de overgang en het speelt dan ook een grote rol bij de overgang van de mens naar de tweede helft van zijn leven. Wie over de helft van zijn leven is, heeft gezin, beroep, carrière en kinderen op orde en kan tijd maken voor een terugblik en heroriëntering. De overgang naar de tweede levenshelft wordt begeleid door de milt. Deze periode valt meestal samen met het begin van het climacterium, de menopauze, de overgang van het aardse naar het geestelijke moederschap. Die verandering geldt overigens niet alleen voor vrouwen, maar net zo goed voor mannen. Als er in deze belangrijke levensfase klachten optreden, moet de milt worden betrokken bij de diagnose en behandeling.

Terwijl de maag verantwoordelijk is voor de opname van voedingsstoffen, zorgen de milt en alvleesklier ervoor dat het voedsel wordt opgesplitst in verteerbare moleculen, zodat de dikke en dunne darm het kunnen opnemen. Een van de taken van maag, milt en alvleesklier heeft ook betrekking op de periode van de innesteling van nieuw leven in de baarmoeder tot het voeden van de pasgeboren zuigeling. Vooral in de milt is het moederlijke principe besloten, het principe van Moeder Aarde.

Eigenschap: denken

De milt en de alvleesklier hebben als taak impulsen, indrukken en gedachten op te nemen, zodat die kunnen worden verwerkt en omgebouwd tot iets 'eigens'. Lichamelijk gezien betekent dit uit een stuk vlees de kleinste bestanddelen halen in de vorm van eiwitten en daar eigen cellen van maken. Geestelijk betekent het uit indrukken van buitenaf een eigen mening of overtuiging vormen. Door de moderne voedselgewoonten en de grote mentale belasting van onze maatschappij staan de milt en alvleesklier sterk onder druk. Onze voeding is over het algemeen te koud, te zwaar, te vet en te rijk aan koolhydraten. Daarnaast eten we te veel, te snel, te laat en te onbeheerst. Daardoor worden de milt en alvleesklier overbelast, net als door onafgebroken intellectuele activiteit.

Eigenschap: relaties

De milt en de alvleesklier worden, net als de maag, aangestuurd door het al eerder genoemde zenuwvlechtwerk solar plexus. Dit gebied wordt ook wel het 'derde chakra' genoemd. Het is de zetel van onze persoonlijkheid. Elke relatie, privé of zakelijk, heeft een emotioneel aspect. Via de solar plexus houden we bewust en ook onbewust emotioneel contact met elkaar. Het vermogen om relaties aan te gaan houdt dus verband met de activiteit van maag, milt en alvleesklier.

Emoties

Wanneer het nadenken over dingen ongezonde vormen aanneemt, blijven we vaak in een kringetje rond een bepaald onderwerp draaien. Er komt niets meer uit onze handen en ook ons lichaam wordt minder actief. Onze gedachten blijven eindeloos malen, en het probleem wordt een onoplosbare last. Een teveel aan zorgen kan ons echt ziek maken. Zorgen belasten het energieniveau van de milt en alvleesklier en beïnvloeden onze spijsvertering. Uiteindelijk kan dat leiden tot ondergewicht (anorexia) of overgewicht (adipositas).

We uiten onze gevoelens via de solar plexus. Bij ons laboratoriumonderzoek maken we een onderscheid tussen een ophoping van gevoelens en een beperkt functionerend orgaan. Bij een ophoping van gevoelens kan een individu zijn liefde of gevoelens niet uiten. Dat kan komen doordat die persoon dat nooit heeft geleerd of omdat er geen partner is. Bij beperkt functioneren zijn er helemaal geen gevoelens om te uiten.

Hormoonsysteem – klieren

De milt en de alvleesklier staan in nauw verband met de epifyse, de 'baas' van het bloedvormend systeem. Als een mens te veel of te weinig vaste bestanddelen in het bloed heeft, kan de oorzaak soms hier gevonden worden. Vooral bij een te laag aantal bloedplaatjes (trombocyten) vergeet de reguliere geneeskunde vaak te kijken naar de juiste werking van de milt en alvleesklier.

Zintuigorganen

De kracht van de milt en de alvleesklier is af te lezen aan de staat van onze lippen. Droge lippen wijzen altijd op zwakte in deze twee organen. Het heeft weinig zin een leven lang lippenbalsem te gebruiken tegen droge lippen. Het is beter om de milt en de alvleesklier te bekijken en deze waar nodig te activeren.

Tanden

Er is een relatie met de tanden 16 en 17, plus 26 en 27 in de bovenkaak, en de bijbehorende tanden 34 en 35, plus 44 en 45 in de onderkaak. Tand 34 geeft aan hoe wij onze wensen in onze directe omgeving tot uiting brengen.

Relatie met andere organen

De milt en de alvleesklier hebben een fysiologische relatie met de spijsverteringsorganen die erop volgen, dus met de dikke en dunne darm. De milt is, zoals al eerder vermeld, een voorbereidend orgaan van de galblaas. Daardoor is er ook een nauwe relatie tussen de milt en de lever. De alvleesklier behoort tot een reeks klieren waartoe ook de oorspeekselklier en de geslachtsklieren (eierstok en teelbal) behoren. Tussen deze klieren bestaat een onderlinge relatie. Door die relatie vormt de bof, maar ook de inenting tegen de bof, altijd een gevaar voor deze organen. De bof kan leiden tot diabetes mellitus en zelfs tot onvruchtbaarheid.

Wat gebeurt er in het lichaam tussen 9.00 en 11.00 uur?

In deze periode is het lichaam heel taai en sterk. Daarom is dit een goed moment voor operatieve ingrepen of röntgenfoto's. Ook is er sprake van snellere wondgenezing. Het kortetermijngeheugen kan het meeste opnemen en het leervermogen is het grootst.

Wat is goed voor de milt en alvleesklier?

Een bezoek aan vrienden, een vriendelijk woord of een aardig gebaar, bevestiging, lof of erkenning zijn allemaal gunstig voor de zonnevlecht. Alles wat ons de weg wijst naar onze innerlijke bestemming is goed voor milt en alvleesklier.

In mijn praktijk schrijf ik vaak cichorei (*Cichorium intybus*) voor. Het haalt je uit je gedachtegang van gisteren en naar het heldere heden, het moment van nu. Cichorei helpt je besluiten te nemen en licht en duidelijkheid te laten vallen op wat belangrijk is. Het helpt je op je weg naar je innerlijke bestemming, naar je innerlijke zelf.

Samenvatting: Maag – Milt en alvleesklier

Organen	Maag	Milt en alvleesklier
Meeste activiteit	7.00 tot 9.00 uur	9.00 tot 11.00 uur
Rusttijd	19.00 tot 21.00 uur	21.00 tot 23.00 uur
Element	Aarde	
Lichamelijke werking	Contact Openen	
Psychische werking	Erkennen Synthese	
Eigenschap	Levensvreugde en hebzucht Heling en agressie	Denken Relaties
Emoties, gevoelens	Melancholie, zorgen, piekeren, nadenken	
Hormoonstelsel	Epifyse, schildklier	
Zintuigorgaan	Mond (smaak)	
Lichaamsweefsels	Bindweefsels, spieren, banden, vet, borstklieren, baarmoeder, neusbijholten, voorkant knie	
Lichaamsvloeistof	Speeksel, slijm	
Teken van kracht	Lippen	
Smaak	Zoet	
Geur bij ziekte	Onaangenaam zoet	
Kleur	Geel	
Planeten	Saturnus	Neptunus
Jaargetijde	Late zomer	

Organen	Maag	Milt en alvleesklier
Tanden	Bovenkaak 16/17 en 26/27 Onderkaak 34/35 en 44/45	
Basisfunctie	Ratio (verstand)	Kennis
Verwezenlijkt	Reflectie	
Niet verwezenlijkt	In orde brengen, beschouwen, bezorgd zijn	
Ziektebeelden	Verlies van eetlust Op het eten afgeven Zware benen Droge huid Altijd haast hebben Misselijkheid, braken Schildklier-aandoeningen Lymfegebied van het strottenhoofd Lichte verkoudheid Verstopping	Bloedvorming Weinig/veel bloedplaatjes Winderigheid Zachte stoelgang Te veel maagzuur Droge mond/veel speeksel Heupgewricht/kniegewricht Verlangen naar zoetigheid Alvleesklierontsteking Oorspeekselklier-ontsteking Humeurigheid Gelatenheid Eczeem Vermagering
Schüsslerzouten	Nr. 12: Calcium sulfuricum	Nr. 10: Natrium sulfuricum
Planten	Duizendguldenkruid (*Centaurium*) Gele gentiaan (*Gentiana*) Alsem (Absinthium) Meesterwortel (*Imperatoria*)	Cichorei (*Cichorium intybus*)

Hart

Orgaan van blijdschap, lust en onvoorwaardelijke liefde

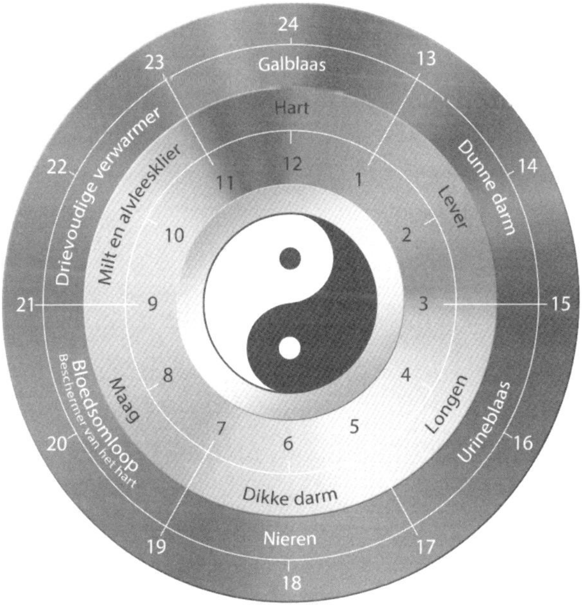

Orgaantijd	11.00 tot 13.00 uur meeste activiteit	23.00 tot 1.00 uur minste activiteit

Het hart is ons zonneorgaan, het centrum van al onze bewegingen. De reguliere geneeskunde beschouwt het hart als een spier of ziet het als een mechanische pomp. In onze moderne tijd met een onregelmatig leven, veel hartinfarcten en hoge bloeddruk is het belangrijk om ons bewust te blijven van het belang van het hart. In de Chinese geneeskunde is er een nauwe relatie tussen het hart, de zomer en warmte. Mensen met een zwak hart hebben het in de zomer vaak zwaar doordat hun hart oververhit raakt. IJs of een koele doek op de borst of de pols maakt de hartsslag rustiger. Een patiënt meldde dat hij af en toe last had van plotselinge hartritmestoornissen. Als hij ijs op zijn hart legde, verdwenen de hartritmestoornissen. Het ijs haalt de oververhitting weg uit het hart.

Het hart is het belangrijkste orgaan van de bloedsomloop en het is altijd actief. Een hart slaat gemiddeld 100.000 keer op een dag. Bij een gemiddelde levensduur van 75 jaar komt dat dus neer op bijna 3 miljard hartslagen. Zonder moe te worden, zonder pauzes, dag na dag, het hart moet altijd presteren.

Het hart is het eerste orgaan dat wordt gevormd, ongeveer in de vierde week van de zwangerschap. Het bestaat uit vier kamers en vormt als middelpunt van de bloedsomloop de verbinding tussen de stofwisseling van de onderste helft van het lichaam en de zenuwbanen van de bovenste helft. Wanneer deze twee systemen uit balans zijn, kan dat leiden tot hartritmestoornissen.

In het geneeskundig onderzoek wordt het hart tegenwoordig niet langer beschouwd als de 'motor' van de bloedsomloop, maar meer als een onderdeel van dit systeem. De bloedvaten hebben een eigen bewegingsenergie en de verplaatsing van het bloed is niet afhankelijk van het hart. Het bloed, de vaten en het hart vormen een ritmische eenheid. Uit de polsdiagnostiek van de Chinese geneeskunde is bekend dat de verschillende hartslagritmes de activiteit weerspiegelen van de inwendige organen.

Over geen ander orgaan is in sprookjes en mythen zo veel geschreven als over het hart. Ook in de volksmond zijn er allerlei uitspraken en symbolen die verband houden met het hart. 'Halfhartig' betekent dat iemand er maar half bij is, met slechts een helft van het hart. Je hart kan 'in je keel kloppen' of kan van blijdschap 'opspringen'; je kunt je hart 'verliezen' of een hart 'van steen' hebben. We nemen iets 'ter harte' of maken van ons hart '(g)een moordkuil'.

Onvoorwaardelijke liefde

Het hart is ook het orgaan van dualiteit, van tegenstellingen. In het hart komt het bloed uit de slagaderen en de aderen gescheiden van elkaar samen. Dit symboliseert dat tegenstellingen zoals zwart en wit of boven en onder niet vermengd mogen worden, maar naast elkaar moeten bestaan. Bij een relatie tussen twee mensen is het belangrijk dat ze die tegenstellingen accepteren zoals ze zijn en deze wederzijds tot ontwikkeling laten komen om te kunnen groeien. De ware liefde is de dualiteit in de symboliek van het hart.

Emoties

Er is tegenwoordig een steeds grotere behoefte aan lust en bevrediging. De jacht naar de grootste 'kick' zwakt de levenskrachten af en kan leiden tot een te oppervlakkige levenshouding. Inwendige leegte maakt het individu kwetsbaar voor allerlei verslavingen. Snel praten en fel reageren zijn kenmerkend voor een gestoorde hartenergie. Het werkelijke doel verdwijnt uit het oog of gaat verloren omdat er niet genoeg kracht of uithoudingsvermogen is om de doelen na te jagen. Maar zonder doel of visie heeft het helemaal geen zin om in beweging te komen. Zo ontstaat een vicieuze cirkel die alleen doorbroken kan worden door de hartenergie.

Als lust en vreugde in evenwichtige mate aanwezig zijn, kan de mens het aan om alleen te zijn en zijn eigen ideeën te verwezenlijken. Dan is hij opgewekt en staat hij open voor anderen.

Zintuigorgaan

Volgens de Chinese geneeskunde bestaat er een relatie tussen organen en zintuigen. Het hart houdt hierbij direct verband met de tong en het praten. Wanneer iemand te veel en te snel praat, gaat dat ten koste van de energie van het hart. Het 'hart op de tong hebben' is een bekend spreekwoord.

Tanden

De verstandskiezen, tanden 18, 28, 38 en 48, zijn energetisch gezien harttanden, maar ze horen ook bij de dunnedarmmeridiaan. De uitleg staat daarom in het volgende hoofdstuk.

Wat gebeurt er in het lichaam tussen 11.00 en 13.00 uur?

Het concentratievermogen daalt, de maag produceert meer maagzuur, en als de zuur-base-huishouding op orde is, zou de urine meer basisch moeten zijn. In deze periode is het hart het meest gevoelig voor een infarct. Lichamelijke inspanning, stress of operaties moeten indien mogelijk vermeden worden.

Wat is goed voor het hart?

De smaak die bij het hart hoort, is scherp of bitter en de vloeistof die daarmee wordt geassocieerd is zweet. In tropische landen worden pittige gerechten aanbevolen voor hart en bloedsomloop, omdat men dan alerter blijft en niet de concentratie verliest via transpiratie.

Beweging is het beste medicijn voor hart en bloedsomloop. Het hart heeft het meest baat bij een korte of lange wandeling, niet bij joggen of prestatiesport. Een te sterk hartritme kan leiden tot oververhitting van het hart en een hartinfarct, kijk maar naar al die mensen die overlijden door inspanningssporten. Na een hartinfarct beveelt de moderne geneeskunde tegenwoordig aan om snel weer actief te worden omdat het hart zijn eigen ritme snel weer moet terugvinden.

In de Chinese geneeskunde hoort de kleur rood bij de hartmeridiaan en ook in de natuurgeneeskunde vinden we deze kleur terug, bijvoorbeeld in de vruchten van de meidoorn. Dit is een geweldige plant voor het hart. De essentie van meidoorn komt volgens Kalbermatten tot uiting in het spanningsveld tussen opgekropte kracht en impulsieve ontlading.* Het opslaan en ontladen vormt een ritme dat lijkt op het hartritme. Als de druk en spanning in het lichaam toenemen, is mistel (maretak) een goede plant.

* Kalbermatten, Roger en Hildegard: *Pflanzliche Urtinkturen: Wesen und Anwendung*. Baden en München 2007, pagina 37]

Deze plant geeft een gevoel van inwendige rust en gewichtloosheid.

In de Chinese geneeskunde krijgt het hart het element vuur toegewezen. Als het vuur, het dynamische principe, ontbreekt aan de bloedsomloop, kan rozemarijn (*Rosmarinus officinalis*) de bloedsomloop weer op gang brengen, het lichaam energie geven en het bloed verwarmen. Rozemarijn geeft de levensvreugde terug.

Dunne darm

Orgaan van het herkennen van gelijkheid in veelvoud

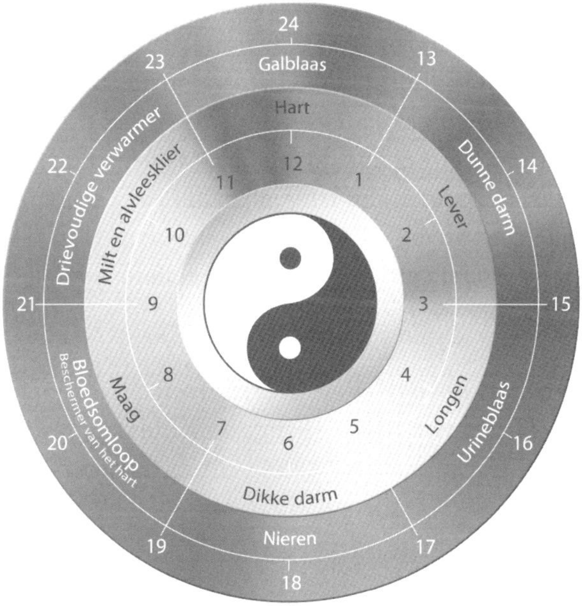

Orgaantijd	13.00 tot 15.00 uur meeste activiteit	1.00 tot 3.00 uur minste activiteit

Na het verlaten van de maag komt het voedsel in de dunne darm. Om precies te zijn komt het eerst in het ongeveer twaalf vingers brede voorstuk van de dunne darm, de twaalfvingerige darm. In dit stukje komen de sappen uit de alvleesklier en de galblaas bij elkaar. Samen met de enzymen uit de dunne darm verwerkt de twaalfvingerige darm de door de maag voorverteerde voedselmassa. Dit voorstukje van de dunne darm moet niet worden onderschat, want tijdens de embryonale fase ontstaan de alvleesklier en de lever uit de twaalfvingerige darm.

De etensbrij verplaatst zich vrij snel door de twaalfvingerige darm en komt dan in de dunne darm. Hier wacht een veelvoud aan bacteriën, die in symbiose met ons leven en dus een soort 'behulpzame medebewoners' zijn. Ze verwerken het voedsel en zorgen ervoor dat het wordt opgenomen in het bloed. Deze microbe darmflora ontstaat pas na de geboorte en speelt een heel belangrijke rol bij de spijsvertering.

Microbiologen hebben bij uitgebreide onderzoeken geprobeerd een overzicht te krijgen van de verschillende soorten bacteriën. Naar schatting zitten er ongeveer zevenduizend verschillende micro-organismen in onze darmen. Afhankelijk van de locatie in de darm en het daarbij horende zuurstofgehalte verschilt de samenstelling van de microbenpopulatie.

Het soort voedsel dat we eten beïnvloedt de normale bacteriële darminhoud. Het gebruik of misbruik van antibiotica kan leiden tot een verstoring van dit bacteriële evenwicht. De 'goede' darmbewoners worden gedood en de ziekmakende clostridiumbacteriën kunnen zich sterk vermeerderen. Het darmweefsel kan dan grote eiwitmoleculen doorlaten die normaal gesproken in de darm blijven en via de ontlasting het lichaam verlaten. Dit noemen we een 'poreuze darm' of *leaky gut syndrome*, met immunologische reacties op voeding als gevolg. Die reacties worden met behulp van laboratoriumonderzoeken naar immunoglobuline G vaak ten onrechte gediagnosticeerd als een voedselallergie.

Het zou best kunnen dat niet alleen de voeding die we eten, maar ook de bacteriepopulatie van onze darm verantwoordelijk is voor onze buikomvang, aangezien de bacteriën bepalen hoeveel calorieën worden omgezet in vet. Diverse onderzoeken suggereren dat er een verband bestaat.

De dunne darm heeft de grootste enzymactiviteit tussen 13.00 en 15.00 uur. De voedselbrij wordt dan met behulp van die enzymen opgesplitst in vetten, eiwitten en suikers, zodat het lichaam die voedingsstoffen kan opnemen. Daarbij is het voor de dunne darm erg belangrijk dat de doorbloeding goed is, en dus dat het hart goed werkt. Het lichaam verwerkt de calorieën op verschillende tijdstippen van de dag: 's ochtends verbrandt het koolhydraten bijvoorbeeld sneller dan 's avonds. De drie maaltijden per dag, die 'gezond & actief' ook aanbeveelt, zijn gebaseerd op de ritmische klok in de cellen van de lever, nieren en alvleesklier. De belangrijkste lichaamsorganen moeten het voedsel en water in hun eigen tempo kunnen verwerken.

Gelijkheid herkennen in veelvoud

De belangrijkste taak van de dunne darm is het opnemen van voedsel. De darm moet dus voortdurend besluiten of het voedsel verder verwerkt moet worden of dat het moet worden doorgestuurd naar de dikke darm. Als dat niet duidelijk is, kan het gebeuren dat er stoffen worden opgenomen die niet in het organisme thuishoren. In de dunne darm is daarom ook een heel leger van witte bloedlichaampjes actief dat schadelijke stoffen en bacteriën onschadelijk maakt. Er zitten in de dunne darm meer witte bloedlichaampjes dan in het bloed.

De dunne darm moet de nuttige stoffen kunnen herkennen en de moed hebben om besluiten te nemen. Een besluit over 'ja' of 'nee' is niet alleen van belang voor de overleving van het organisme. In ons leven staan we wel vaker voor situaties waarbij we voor het een of het ander moeten kiezen, waarbij er geen sprake is van 'misschien' of 'ja maar'. Duidelijkheid zorgt voor lichamelijke en geestelijke kracht. Je kunt niet twee heren tegelijk dienen, dan dien je geen van beiden goed.

In mijn praktijk zie ik heel vaak mensen die geen nee kunnen zeggen. Dat blijkt uit laboratoriumonderzoek door een hoge cholinesterasewaarde (cholinesterase is een enzym uit de leverstofwisseling). Dit soort mensen zijn 'werkpaarden' die alles aanpakken en opnemen en proberen dat te verwerken. De dunne darm en de lever raken dan echter overbelast.

Mariadistel (*Carduus marianus*) als oertinctuur helpt dergelijke mensen om beter naar zichzelf te luisteren en beter grenzen te stellen, en niet alles aan te nemen. Het stellen van duidelijke grenzen in het contact met andere mensen is een duidelijk 'nee', dat tegelijk ook een duidelijk 'ja' inhoudt voor die mensen zelf.

De dunne darm is het orgaan van nauwkeurige analyse en van moeizaam verworven kennis. We kunnen onze kennis alleen vergroten als we bereid zijn onze waardeconcepten en inzichten in de loop van ons leven telkens weer aan te passen aan onze nieuwe ervaringen. Dat vermogen tot

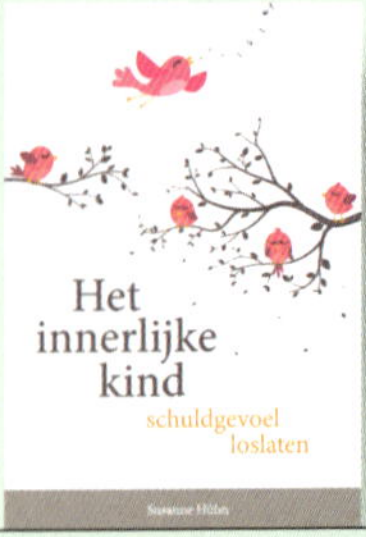

Het innerlijke kind – schuldgevoel loslaten

Susanne Hühn

•

978 94 6015 165 1

96 pagina's

€ 16,90

Schuldgevoelens ontstaan als je een overeenkomst met iemand niet nakomt. Als kind sluit je onbewust veel van zulke contracten, om verzorgd en beschermd te worden. Als je volwassen bent, is je innerlijke kind hier vaak nog in verstrikt, wat je waarneemt als schuldgevoelens. Dit boek helpt je om de beloftes van je innerlijke kind te herkennen en ze voor eens en altijd na te komen of in te trekken. Zo kun je bevrijd je eigen weg gaan.

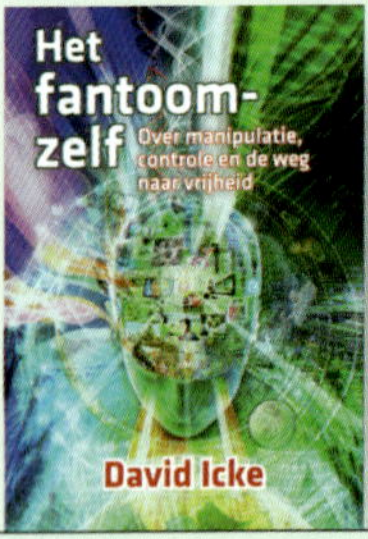

Het fantoomzelf

David Icke

•

ISBN 978 94 6015 146 0

608 pagina's

Geïllustreerd

€ 29,50

David Icke is al meer dan 25 jaar bezig met het ontrafelen van wat er gaande is in de wereld – en tevens door wie, waarom en hoe. Hij onthult op unieke wijze waar de werkelijke macht ligt, waarom de maatschappij zo onmenselijk en geestesziek kan zijn en reikt tevens de sleutel tot bevrijding aan. Door het fantoomzelf – het 'jou' waarvan mensen ten onrechte denken dat ze het zijn – te overstijgen, kunnen we ons grotere potentieel bereiken.

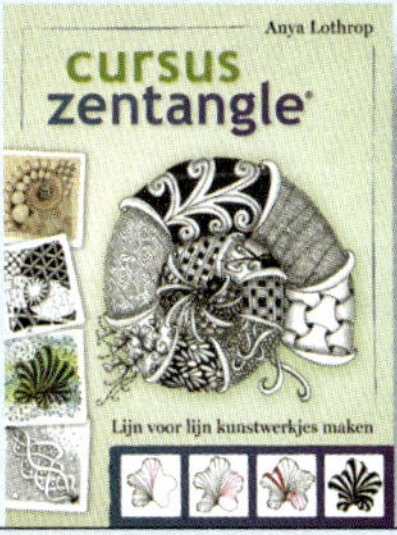

Cursus Zentangle

Anya Lothrop

•

ISBN 978 94 6015 151 4
Tweede druk
72 pagina's
A4-formaat / In kleur
€ 17,50

Zentangles zijn tekeningen die uit lijnenpatronen zijn opgebouwd. Deze cursus Zentangle leert je hoe je een Zentangle opzet en de patronen kunt tekenen. Al snel zul je met een klein aantal eenvoudige patronen telkens nieuwe, spectaculaire tekeningen maken. Je ontdekt zo hoe grenzeloos creatief je met het 'tanglen' kunt zijn. Door lijn voor lijn de herhalende patronen van de Zentangles te tekenen, ervaar je bovendien hoe fantastisch ontspannend deze methode is.

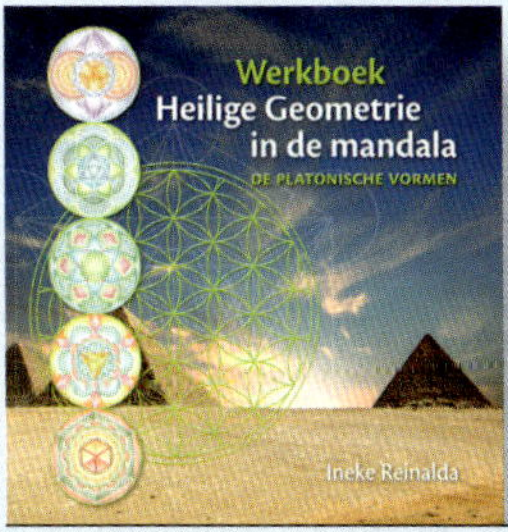

Werkboek Heilige Geometrie in de mandala

Ineke Reinalda

•

ISBN 978 94 6015 055 5
Tweede druk
120 pagina's / Rijkgeïllustreerd in kleur
€ 19,50

Dit boek vertelt over de Heilige Geometrie, zoals de Flower of Life en de platonische vormen, en leert je deze in de mandala te tekenen. Platonische vormen zijn de bouwstenen van alles wat bestaat en zijn dus ook een deel van de mens. Het tekenen van deze vormen geeft herkenning en doet iets met ons. Via de stap-voor-stapuitleg en werktekeningen word je naar een mooi resultaat geleid.

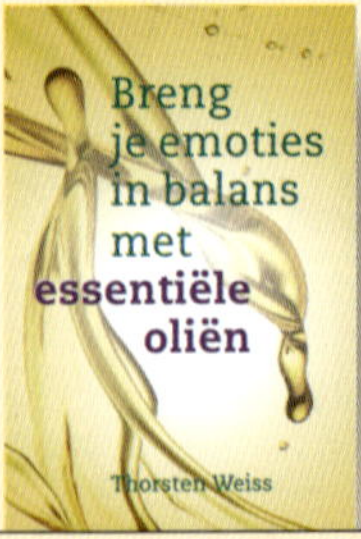

Breng je emoties in balans met essentiële oliën

Thorsten Weiss

•

ISBN 978 94 6015 148 4

240 pagina's

€ 19,50

Álle emoties hebben effect op lichaam en geest. Essentiële oliën kunnen helpen het emotionele evenwicht te herstellen of te bewaren. Ze werken – via het zenuwstelsel en de bloedbaan – in op de psyche, de organen en het gehele lichaamssysteem. De geurmoleculen stimuleren een nieuw positief zelfbeeld en helpen bij het integreren ervan in het onderbewustzijn. Dit boek geeft de eigenschappen van 43 speciale essentiële oliën en laat zien hoe je die veilig kunt gebruiken.

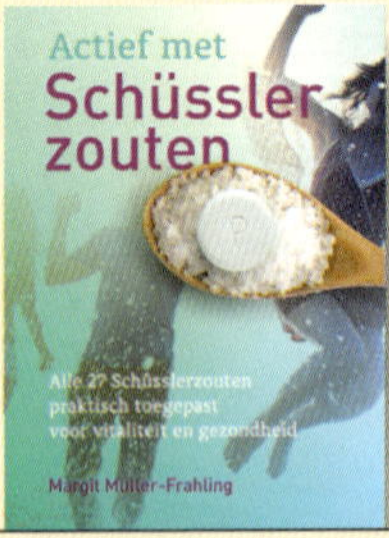

Actief met Schüsslerzouten

Margit Müller-Frahling

•

ISBN 978 94 6015 147 7

128 pagina's

Rijkgeïllustreerd in kleur

€ 12,90

De 'levenszouten' volgens dr. Schüssler zijn een bron voor onze gezondheid. Ze versterken het lichaam en ondersteunen het zelfgenezend vermogen. In dit boek worden op leuke en zeer praktische wijze twaalf effectieve Schüsslerzoutkuren gepresenteerd. De kuren – met specifieke combinaties van Schüsslerzouten – zijn afgestemd op de behoeften van het lichaam in de verschillende jaargetijden. De heerlijke seizoensrecepten maken de kuren compleet.

aanpassing en verandering vinden we terug bij de paardenbloem (*Taraxacum*). Deze plant wordt in de natuurgeneeskunde meestal gebruikt om de lever te ondersteunen, maar heeft ook een sterke relatie met de dunne darm. Zoals al eerder gezegd, ontstaat de lever in de embryonale fase uit de dunne darm.

Orgaanrelatie dunne darm – schouder

De dunnedarmmeridiaan loopt direct over het schoudergewricht. Het lichaam vormt hier vaak kalkafzettingen tussen de pezen. In de geneeskunde noemt men dit het *impeachment syndrome*. Bij deze aandoening is de beweging van de arm sterk beperkt door de hevige pijn. Een goede behandeling van de dunne darm kan vaak verlichting bieden en een chirurgische ingreep voorkomen.

Zintuigorgaan

Tongdiagnostiek is in de westerse geneeskunde nauwelijks bekend, maar in de Chinese geneeskunde hoort die bij het medisch onderzoek. Vooral de kleur en het uiterlijk van de aanslag op de tong geven aanwijzingen over de conditie van de dunne darm.

Tanden

Zoals al eerder gezegd, zijn de verstandskiezen, 18, 28, 38 en 48, energetisch gezien harttanden. Verschoven of ontbrekende verstandskiezen, of verstandskiezen die slecht doorkomen, wijzen op een gebrek op het gebied van het hart of de dunne darm. De verstandskies rechtsboven (18) staat voor de kracht die we ontwikkelen door onze pogingen te integreren in de materiële of spirituele wereld. De verstandskies linksboven (28) kan iets zeggen over diepliggende angsten om te worden verstoten van de materiële en spirituele wereld waarin de mens zich graag zou ontwikkelen.

Hormoonstelsel

De twaalfvingerige darm staat in nauw verband met de linkerbijnier. Bij psychische overbelasting (stress, zorgen, psychische schade), maar ook op somatisch vlak (door slecht verdraagbaar voedsel) kunnen er zweren ontstaan in de twaalfvingerige darm, dunne plekjes in de slijmlaag die in nuchtere toestand hevige pijnklachten kunnen veroorzaken.

Op hormonaal vlak is er ook nog een relatie met de bijschildklier. Die is verantwoordelijk voor de calcium-stofwisseling.

Wat gebeurt er in het lichaam tussen 13.00 en 15.00 uur?

Om 13.00 uur is er een middagdip, want het lichaam heeft het bloed dan nodig voor de spijsvertering. Sporten op dat tijdstip is slecht voor de spijsvertering. Rust of matige beweging is juist gunstig voor het lichaam. ‘Na het eten rust of duizend kleine stapjes doen’, luidt een volkswijsheid. Vooral een kort middagslaapje is heel goed voor het lichaam. Wie tussen 13.00 en 14.30 uur 15 tot 20 minuten slaapt, voelt zich minder uitgeput, kan beter presteren en voelt zich weer helemaal opgeladen. Een middagslaapje is een reactie op onze natuurlijke behoefte aan rust.

In het lichaam wordt tussen 13.00 en 15.00 uur extra veel gal aangemaakt en het organisme is dan extra veerkrachtig. De bloeddruk daalt een beetje en het hormoonstelsel staat op een zacht pitje.

De werking van medicijnen varieert ook, afhankelijk van het tijdstip van toediening. Een verdoving bij de tandarts blijft 's middags langer werken dan 's ochtends. Wanneer lidocaïne tussen 13.00 en 15.00 uur wordt toegediend, helpt het drie keer langer tegen kiespijn dan als dezelfde dosis in de vroege ochtend wordt gegeven.

Wat is goed voor de dunne darm?

Regelmatige, niet te uitgebreide maaltijden van voedingsmiddelen die bij de stofwisseling passen, zijn een zegen voor de dunne darm.

Rust en ontspanning zijn ook erg belangrijk. Zweren in de twaalfvingerige darm worden voornamelijk veroorzaakt door te veel stress.

Eerder zijn al twee belangrijke planten genoemd die de dunne darm kunnen ondersteunen in zijn functie: paardenbloem en wilde cichorei. Ook gunstig voor de dunne darm is lavendel (*Lavandula*), de plant voor de ziel. Lavendel werkt zuiverend en rustgevend. Juist in de moderne, gestreste tijd is het heel belangrijk om de zenuwen te versterken. Lavendel heeft een rustgevende werking, vooral op de zonnevlecht en de zenuwen die de spijsvertering aansturen.

Bij vegetatieve maag-darmklachten en psychevegetatieve hartklachten helpt citroenmelisse (*Melissa officinalis*). Citroenmelisse is vooral nuttig voor mensen die al de kleinste onprettigheden in het leven als hard en hinderlijk ervaren. Deze mensen hebben een grote behoefte aan harmonie.

Samenvatting: Hart – Dunne darm

Organen	Hart	Dunne darm
Meeste activiteit	11.00 tot 13.00 uur	13.00 tot 15.00 uur
Rusttijd	23.00 tot 1.00 uur	1.00 tot 3.00 uur
Element	Vuur	
Lichamelijke werking	Identiteit, eens-zijn	
Psychische werking	Blijdschap, harmonie	
Eigenschap	Respect Onvoorwaardelijke liefde	Gelijkheid herkennen in veelvoud
Emoties, gevoelens	Blijdschap, lachen, lust	
Hormoonstelsel	Bijschildklier, linkerbijnier	
Zintuigorgaan	Tong (praten)	
Lichaamsweefsel	Vaten, bloed Psyche, zenuwstelsel Verstandskiezen Schoudergewricht Ellebogen	
Lichaamsvocht	Zweet	
Teken van kracht	Teint	
Smaak	Bitter	
Geur bij ziekte	Verbrand	
Kleur	Rood	
Planeten	Zon	Pluto

Organen	Hart	Dunne darm
Jaargetijde	Zomer (zomerhitte)	
Tanden	Bovenkaak 18 en 28 Onderkaak 38 en 48	
Basisfunctie	Verbinding	
Verwezenlijkt	Liefde zonder te willen bezitten	
Niet verwezenlijkt	Liefde die wil bezitten	
Ziektebeelden	Concentratiegebrek Vochtige handen Vermoeidheid Kortademigheid Slapeloosheid Depressies Stotteren Nervositeit Misselijkheid Benauwd gevoel op de borst Niet kunnen ontspannen	Gebrek aan vitale stoffen Buikpijn Winderigheid Diarree Darmontsteking Stijve nek Koude handen en voeten Eerzucht Aften
Schüsslerzouten	Nr. 3: Ferrum phosphoricum	Nr. 5: Kalium phosphoricum
Planten	Meidoorn (*Crataegus*) Lelietje-van-dalen (*Convallaria*) Rozemarijn (*Rosmarinus*) Sint-janskruid (*Hypericum*) Mistel/maretak (*Viscum album*)	Lavendel (*Lavendula*) Citroenmelisse (*Melissa officialis*) Wilde cichorei (*Cichorium intybus*) Paardenbloem (*Taraxacum*)

Urineblaas

Orgaan van zelfverkenning en de weg naar binnen

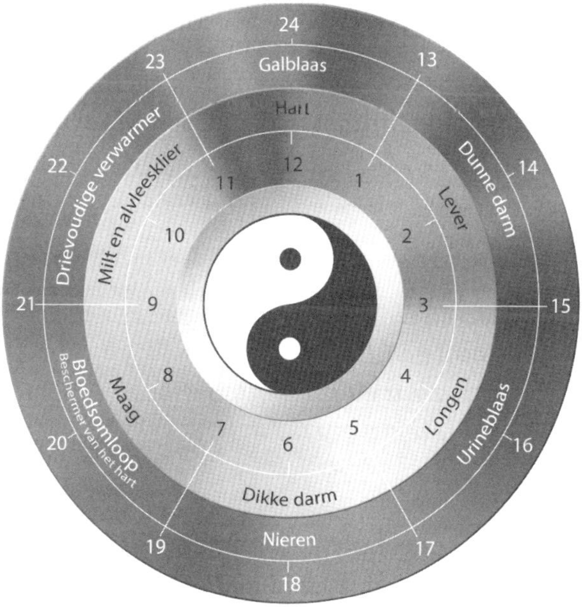

Orgaantijd	15.00 tot 17.00 uur meeste activiteit	3.00 tot 5.00 uur minste activiteit

De urineblaas is het zusterorgaan van de nieren. Via de urineleiders komt de urine uit de nieren in de blaas, waarna het via de urinebuis het lichaam verlaat. De blaas is het actiefst tussen 15.00 en 17.00 uur en scheidt dan de meeste vloeistof uit. Het is daarom heel belangrijk om veel te drinken, want alleen dan kan het lichaam voldoende ontgift worden. Daarna stijgt de prestatiecurve weer en je hebt duidelijk meer energie dan rond het middaguur. Dit is een goed moment voor creatieve activiteiten. Om ervoor te zorgen dat het lichaam voldoende energie heeft, worden nu de opgeslagen suikervoorraden (glycogeen) aangesproken. Het zuurstofverbruik en de uitstoot van kooldioxide nemen duidelijk toe. De bloeddruk stijgt een beetje. De periode van 15.00 tot 17.00 uur is uitstekend voor wederzijdse uitwisseling.

Pijn bij het plassen wijst op ontstekingen. In de natuurgeneeskunde hebben hiervoor berkenbladeren (*Betulae folium*) als oertinctuur zich bewezen. Voor een goede genezing is veel drinken erg belangrijk.

Zelfverkenning – de weg naar binnen

Zelfverkenning heeft geen vast doel, hoeft nergens heen. Het doel is het eigen drukke leven, het innerlijke zelf. Het moderne leven met tijdsdruk, stress, nervositeit, angst en gejaagdheid zorgt ervoor dat we van onszelf verwijderd raken. De externe gebeurtenissen 'slaan ons op de nieren' of 'op de blaas'. De galblaas heeft een vergelijkbare eigenschap, namelijk trouw aan jezelf.

Volgens de Chinese geneeskunde is de blaasmeridiaan de langste en effectiefste baan in ons lichaam omdat deze in verbinding staat met alle organen, grondsubstanties en emoties.

De eigenschappen, relaties tussen organen, emoties en gevoelens die direct op de blaas betrekking hebben, zijn gelijk aan die van de nieren en worden daar in detail beschreven.

Nieren

Orgaan van angst, vrees en relaties

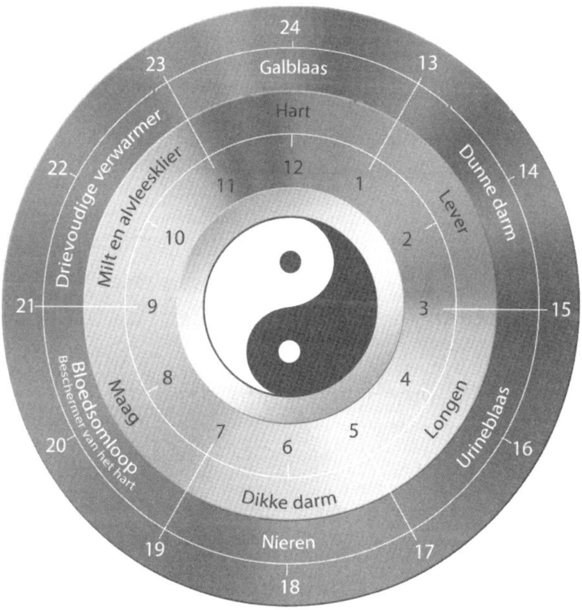

Orgaantijd	17.00 tot 19.00 uur meeste activiteit	5.00 tot 7.00 uur minste activiteit

De nieren staan aan het begin en het einde van de levenscyclus. Tijdens de embryonale ontwikkeling hebben de nieren drie verschillende stadia. Ze ontwikkelen zich bij de hals, dalen via de borst af naar het bekken en komen dan weer omhoog naar hun uiteindelijke plek. In de geneeskunde heten die drie stadia 'voornieren', 'oernieren' en 'na-nieren'. Mensen met zwakke nieren hebben vaak moeite 'hun plek' te vinden. Ze dwalen rond en zoeken een eigen, innerlijk thuis.

De belangrijkste taak van de nieren is de reiniging van het bloed. In de dunne nierkanaaltjes is het een drukte van belang: er wordt afgegeven, opgenomen en weer uitgescheiden. Zo ontstaat een concentraat dat door de blaas wordt opgezogen.

De nieren hebben heel veel zuurstof nodig; alleen het hart en de hersenen verbruiken meer zuurstof dan de nieren. Als er sprake is van bloedverlies of als het lichaam zuurstoftekort heeft, produceren de nieren een stof die de cellen van het beenmerg ertoe aanzet rode bloedlichaampjes aan te maken.

De niermeridiaan begint direct onder de voetzool. Koude voeten leiden daarom vaak tot blaasklachten of verkoudheid. Het woord 'verkoudheid' verklaart eigenlijk al veel: er is iets koud geworden. Daarom is hitte of warmte altijd zo belangrijk bij verkoudheden, bijvoorbeeld in de vorm van een stimulerend voetbad en gemberwater. Snel afkoelende, maar ook te warme voeten, zware benen en kuitkrampen 's nachts wijzen op een zwakke nierfunctie. Bij mensen van wie de voeten 's nachts zo warm worden dat zij ze onder het dekbed vandaan steken, moet de nierfunctie worden nagekeken.

In de oosterse geneeskunde worden de nieren gezien als een 'winterorgaan'. In dat jaargetijde verzamelen de aarde, de natuur en de mens nieuwe energie om er in het voorjaar weer goed tegenaan te kunnen. De nieren moeten hetzelfde doen en genoeg kracht verzamelen om de lever, het hart en de bloedsomloop te kunnen ondersteunen. Wij hebben altijd onze nieractiviteit nodig voor regeneratie. Mensen die maar heel langzaam herstellen na een ziekte, hebben vrijwel altijd een zwakke nierenergie.

Emoties

In de nieren zit de bestaansgrond en ze garanderen het overleven. Angst is een emotie die er in het leven bij hoort. Angst is de tegenhanger van veiligheid en geborgenheid. Het is een waarschuwingssysteem wanneer ons leven in gevaar is. Dan is het een kwestie van vluchten of vechten.

Als de angst ons dreigt te overmannen, een eigen leven gaat leiden of niet wordt opgelost, kan dat zijn weerslag hebben op het lichaam. Rugklachten, gehoorverlies, hardhorendheid, doofheid, problemen met de blaas en genitaliën, astma, allergieën en afweerproblemen zijn duidelijke, somatische tekenen voor zwakke nieren. Als de angst voor iets toeneemt, bijvoorbeeld bij pleinvrees, bestaansangst of een spinnenfobie, kan een paniekaanval optreden.

Relatie met andere organen

De nieren hebben er als het ware groot belang bij om het lichaam te doorluchten. Dankzij de luchtdrukverschillen zuigen de nieren, met behulp van de blaas, het water uit het lichaam. In de Chinese en antroposofische geneeskunde gaat men er daarom van uit dat de nieren alles regelen wat met lucht te maken heeft. Het nierorganisme beperkt zich dus niet tot de nieren, maar omvat ook de darmen, longen, bijholten en oren. Stoornissen in het luchtsysteem komen tot uiting door winderigheid, astma, oorsuizen, tinnitus, gehoorverlies en bijholteontstekingen. Deze samenhang is heel belangrijk wanneer we klachten van deze lichaamsdelen behandelen. In zijn boek *Wege der Heilmittelfindung* beschrijft Vogel heel mooi de relatie tussen bronchitis, astma en een nierstoornis. De behandeling van bronchiale astma begint met het laten aansterken van de nieren.

Tinnitus kan worden veroorzaakt door een verstoorde nierfunctie of galfunctie. Een eenvoudige test kan aantonen wat het probleem is. De tinnituspatiënt drukt hiervoor met zijn vinger de gehoorgang stevig dicht. Als het geluid in het oor luider wordt, gaat het om een galwegverstopping, wordt het geluid zachter, dan wordt het geluid veroorzaakt door nierproblemen. Als het geluid niet verandert, kan het gaan om een probleem met de nekwervels, de haartjes in het oor of een andere oorzaak.

De nieren hebben ook een nauwe relatie met het evenwicht en de botten. Die relatie is ook terug te vinden in de wervelkolom, onze ruggengraat. De anatomische werking van de wervelkolom hangt nauw samen met de werking van de nieren, maar ook met de inwendige houding, ‘ruggengraat hebben’ en veiligheid uitstralen.

Een nieuw leven ontstaat als een eicel versmelt met een spermacel. De energie van de voortplanting en de geslachtsorganen valt ook onder het functiegebied van de nieren. Als je het zo bekijkt, is het dus niet zo moeilijk te begrijpen waarom het element koper het element van de nieren is. Koper staat namelijk voor verandering en vernieuwing. Het zorgt voor het transport van zuurstof buiten de bloedvaten. Een gebrek aan koper of een teveel aan koper in het lichaam wijst op een gestoorde werking van de geslachtsorganen.

Het verwarmende element koper helpt bovendien bij verstoppingen, krampen en koude ledematen. In mijn praktijk gebruik ik bij alle vormen van verkoudheid 'rode koperzalf' om de nieren te versterken. Wrijf 's avonds de voetzolen in met deze zalf, de plek waar de niermeridiaan begint.

Zintuigorgaan

Als we goed kijken naar de anatomische vorm van de nieren, valt meteen op dat ze erg lijken op de vorm van het oor. In de Chinese geneeskunde zijn de oren de poorten tot de nierfunctiecirkel. Ze zijn het zintuigorgaan dat dag en nacht werkt. 's Nachts ruiken we bijvoorbeeld minder goed, maar onze oren zijn altijd klaar om te luisteren en kunnen ons zo waarschuwen voor gevaar. Het gehoor is het eerste zintuigorgaan dat tot ontwikkeling komt en is ook het laatste zintuig dat ermee ophoudt als we sterven.

Tanden

De nieren en de blaas staan in relatie tot de bovenste en onderste snijtanden. De voorste snijtand rechtsboven (11) staat volgens Caffin voor het mannelijk archetype, voor de vader, de man, autoriteit. De voorste snijtand linksboven (21) staat voor het vrouwelijke archetype, voor de moeder, de vrouw, het vrouwelijke principe.

Alles wat 'op onze nieren' of 'op onze blaas' slaat, maakt ook de snijtanden ziek. De processen in het lichaam verlopen echter niet in één richting, alsof ze in een eenrichtingsstraat zitten, en verkeerde vullingen, onvolledige wortelvullingen of dode tanden kunnen dus ook leiden tot problemen met de nieren, blaas, uterus, eierstokken, teelballen of prostaat.

De snijtanden staan ook in relatie tot de bijnieren. Die relatie wordt vaak vergeten, terwijl ze juist zo belangrijk is, aangezien hormonen uit de bijnier het immuunsysteem regelen. Terugkerende infecties, allergieën, eczeem of reumatische klachten houden allemaal verband met de bijnier.

Wat gebeurt er in het lichaam tussen 17.00 en 19.00 uur?

Het prestatievermogen van het lichaam heeft zijn hoogtepunt bereikt en neemt langzaam weer af. De zenuwen die verantwoordelijk zijn voor de spieren worden minder actief, terwijl de zenuwactiviteit voor de spijsvertering en de stofwisseling juist toeneemt. Vanaf dit moment mogen geen topprestaties meer worden verlangd van het lichaam. Terwijl de nieren hun actiefste fase doormaken, is de dikke darm juist aan het rusten. De voedingsresten worden afgescheiden, waardoor de darm wijder wordt. Het darmweefsel is dan ook amper aangespannen.

Wat is goed voor de nieren?

De tijd van de nieren valt ongeveer samen met het einde van de werkdag. Dit is het moment dat we ons lichamelijk en geestelijk uitgeput voelen en ons verheugen op een rustige avond om bij te komen. De dag loopt af. Het zou voor de nieren heel goed zijn om nu ook een beetje rust te krijgen.

De nieren regelen de vochthuishouding. Als ze genoeg vloeistof krijgen, kunnen ze daar ruimhartig mee omgaan en kunnen ze schadelijke stoffen zonder moeite verwerken. Wanneer we te weinig drinken, zijn de schadelijke stoffen sterker geconcentreerd aanwezig. Het filteren kost dan meer moeite en de nieren moeten harder werken.

Schoon water is het beste medicijn voor de nieren. Wanneer je je lichaamsgewicht met 0,03 vermenigvuldigt, weet je hoeveel water je elke dag moet drinken. Stel je weegt 70 kilo; als je dat vermenigvuldigt met 0,03 kom je op 2,1 liter water die je elke dag zou moeten drinken.

Heermoes (*Equisetum arvense*) weerspiegelt de taak van de nieren. Heermoes kenmerkt zich doordat hij zich in vorm en structuur beperkt tot het absoluut noodzakelijke. De plant is rijk aan kiezelzuur.

In de natuurgeneeskunde wordt de guldenroede (*Solidago*) het meest gebruikt om de activiteit van de nieren te ondersteunen. Guldenroede wordt geassocieerd met de eigenschappen liefde en troost, en het vermogen relaties aan te gaan. Wanneer de nieren door schuldgevoelens, frustratie of pijnlijke ervaringen in relaties of door het beëindigen van een relatie verzwakt zijn, kan guldenroede helpen de verloren energie van de nieren weer op te bouwen.

Samenvatting: Urineblaas - Nieren

Organen	Urineblaas	Nieren
Meeste activiteit	15.00 tot 17.00 uur	17.00 tot 19.00 uur
Rusttijd	3.00 tot 5.00 uur	5.00 tot 7.00 uur
Element	Water	
Lichamelijke werking	Evenwicht Stabiliteit	
Geestelijke werking	Zekerheid Terughoudendheid	
Eigenschap	Zelfverkenning, de weg naar binnen	Angst/bang zijn Relaties
Emoties, gevoelens	Angst, schrikken, wilskracht	
Hormoonstelsel	Bijnieren, prostaat, eierstokken, teelballen	
Zintuigorgaan	Oor (horen)	
Lichaamsweefsel	Hoofdhaar Botten, tanden Kniegewrichten, voetgewrichten, wervelkolom Zenuwstelsel Hersenen	
Lichaamsvloeistof	Urine	
Teken van kracht	Hoofdhaar	
Smaak	Zoutig	
Geur bij ziekte	Rottend	
Kleur	Blauwzwart	

<table>
<tr><th>Organen</th><th>Urineblaas</th><th>Nieren</th></tr>
<tr><td>Planeten</td><td>Maan</td><td>Venus</td></tr>
<tr><td>Jaargetijde</td><td colspan="2">Winter</td></tr>
<tr><td>Tanden</td><td colspan="2">Bovenkaak 11/12 en 21/22
Onderkaak 31/32 en 41/42</td></tr>
<tr><td>Basisfunctie</td><td colspan="2">Lichamelijke gevoeligheid, instinct, driften</td></tr>
<tr><td>Verwezenlijkt</td><td colspan="2">Rechtlijnigheid, vertrouwen, zachtheid</td></tr>
<tr><td>Niet verwezenlijkt</td><td colspan="2">Angst, schrik, verstarren, geweld</td></tr>
<tr><td>Ziektebeelden</td><td>Neusverkoudheid
Neusbloedingen
Kou
Verstopte neus
Loopneus
Slecht zicht
Verhoogde oogdruk
Kramp
Gelijk willen hebben</td><td>Plasdrang, bedplassen
Gebrek aan seks, impotentie
Oorsuizen, tinnitus
Cariës, osteoporose
Menstruatieklachten
Warme voetzolen
Donkere kringen om de ogen
Cystes, vleesbomen
Prostaatvergroting
Nachtzweten
Haaruitval
Zwakke knieën
Slechte adem
Onderrug voelt gebroken aan</td></tr>
<tr><td>Schüsslerzouten</td><td>Nr. 7: Magnesium phosphoricum</td><td>Nr. 8: Natrium chloratum</td></tr>
<tr><td>Planten</td><td>Berkenbladeren (Betula folium)
Kamille (Chamomilla)
Hondsdraf (Glechoma hederacea)</td><td>Heermoes (Equisetum arvense)
Guldenroede (Solidago)</td></tr>
</table>

Bloedsomloop

Beschermer van het hart

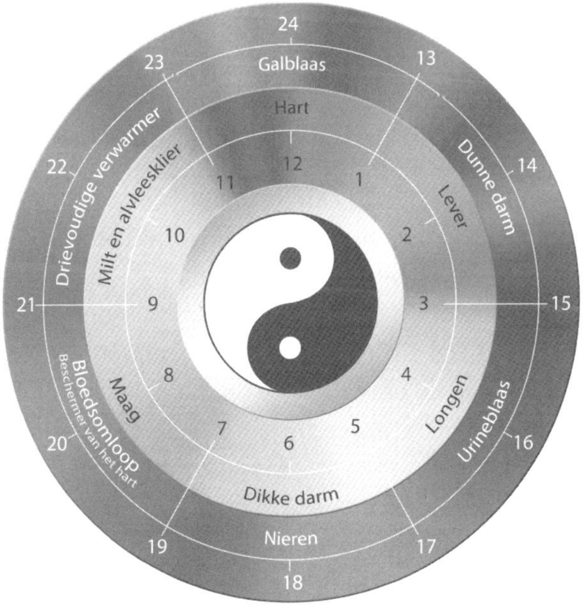

Orgaantijd	19.00 tot 21.00 uur meeste activiteit	7.00 tot 9.00 uur minste activiteit

Nadat het bloed in de nieren is gereinigd, zorgt de bloedsomloop in de periode van 19.00 tot 21.00 uur vooral voor zichzelf. Het meeste bloed stroomt nu naar het hart. Dit bloed zit propvol met voedingsstoffen uit de darm en al die voedseldeeltjes worden nu over het lichaam verdeeld. Overal in het lichaam vinden op- en ombouwprocessen plaats. Cellen van organen worden vernieuwd, vermoeide cellen krijgen nieuwe energie, wonden helen en elke cel krijgt de stoffen die hij nodig heeft. Dat alles gebeurt onder invloed van zuurstof. Het is daarom heel goed en nuttig om 's avonds een ommetje te maken of op zijn minst even bij een open raam zuurstof te tanken.

De maag houdt rust in deze periode en mag niet meer worden belast. Niet! Vaak is deze rustperiode juist het moment dat we thuis aan de maaltijd zitten of met vrienden afspreken voor een etentje. Vooral eten voor de televisie heeft een heel slechte invloed op de maag, en dus op de gezondheid. De calorieën die we dan binnenkrijgen (en die zijn vrijwel altijd ongezond), worden direct als reserve opgeslagen, omdat we ze op dat moment niet nodig hebben. Die reserves zie je terug als vetkussentjes op je buik en billen. Onze stofwisseling en onze organen zijn nog niet ingesteld op deze manier van eten en het voedsel van die schranspartijen blijft vrijwel onverteerd in de maag liggen. Afhankelijk van wat we hebben gegeten, leidt het tot rotting (vlees, vis, gevogelte, worst of kaas) of gisting (zoetigheid, fruit, rauwkost). Beide processen belasten de stofwisseling met de gifstoffen die ze produceren.

Niet alleen de maag lijdt onder die schranspartijen 's avonds, alle organen hebben er last van. Tussen 19.00 en 21.00 uur daalt onze bloeddruk. Dit is het moment dat de belangrijkste organen moeten ontspannen en rusten. Antibiotica en middelen tegen allergie worden nu extra goed opgenomen. Storingen in deze periode kunnen tot depressies leiden.

De bloedsomloopmeridiaan wordt ook wel de 'pericardium-meridiaan' genoemd (hartzakje), want deze meridiaan beschermt het hart. Zowel in geestelijk als emotioneel opzicht is de werking gelijk aan die van het hart.

Drievoudige verwarmer

Meridiaan van het evenwicht tussen binnen- en buitenkant

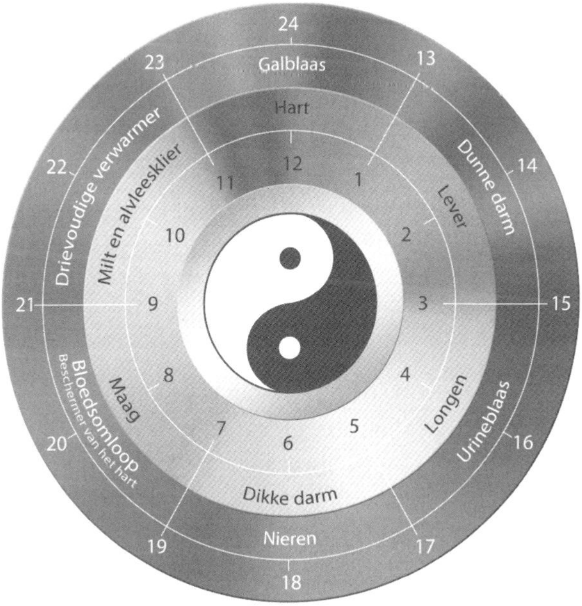

Orgaantijd	21.00 tot 23.00 uur meeste activiteit	9.00 tot 11.00 uur minste activiteit

Tussen 21.00 en 23.00 uur, voor het slapengaan, is het lichaam het meest ontspannen. Dit is de hoofdfase van de drievoudigeverwarmermeridiaan, de enige meridiaan die niet bij een specifiek orgaan hoort. Deze meridiaan regelt de warmtehuishouding in het bovenste, middelste en onderste deel van het lichaam en beschermt tegelijk de negen andere meridianen. Voor een goede werking van de andere meridianen en de bijbehorende organen is het daarom heel belangrijk dat deze meridiaan in evenwicht is.

De meridiaan heeft als eigenschap te zorgen voor evenwicht tussen de binnen- en buitenkant. Dat zou je ook kunnen vertalen als een goede relatie 'tussen ik en jou'. Een balans tussen binnen en buiten wil ook zeggen dat we trouw zijn aan onszelf en in staat zijn relaties aan te gaan. De essentie van cichorei (*Cichorium intybus*) haalt ons uit onze dromen en verbindt ons met het moment, het hier en nu. We worden ons bewust van ons bestaan en van de trouw aan ons innerlijke levensplan, trouw aan onszelf.

De periode van 21.00 tot 23.00 uur is de rustperiode van milt en alvleesklier. We moeten nu zo min mogelijk eten of drinken. Deze organen hebben rust nodig om zich op zichzelf te concentreren en te herstellen. Het immuunsysteem is tijdens deze periode juist extra actief: de hormoonklieren regenereren. Dit is een goed moment voor ontspanning en meditatie.

Galblaas

Orgaan van beslissingen, doelgerichtheid en trouw aan jezelf

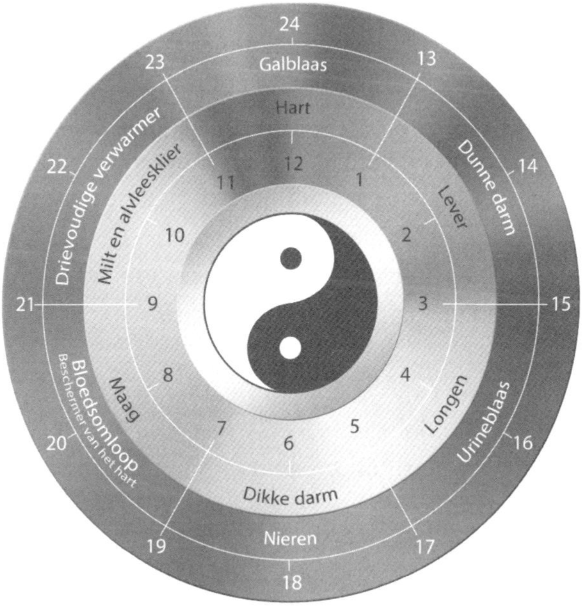

Orgaantijd	23.00 tot 1.00 uur meeste activiteit	11.00 tot 13.00 uur minste activiteit

De westerse geneeskunde, maar ook de oosterse geneeskunde, beschouwt en beschrijft de lever en de galblaas als een eenheid. Gal is een taaie lichaamsvloeistof die wordt geproduceerd in de lever. Via de galgangen in de lever wordt dit groenbruine sap naar de galblaas getransporteerd en daar opgeslagen.

De gal wordt gebruikt bij de vertering van vetten en komt bij het eten uit de galblaas in de twaalfvingerige darm. In de galvloeistof zitten ook de stoffen die via de lever moeten worden afgebroken.

De galblaas wordt geassocieerd met doelgerichtheid en het vermogen om beslissingen te nemen.

Als de galblaas niet goed werkt, dan merken we dit in de periode van 23.00 tot 1.00 uur als het gaat om een teveel aan gal. Een galtekort is merkbaar tussen 11.00 en 13.00 uur. Een slechte werking blijkt onder andere uit schouderpijn, wisselende consistentie van de ontlasting of tinnitus.

Besluitvaardigheid

Onze levensweg kent talloze splitsingen waarop we moeten beslissen hoe onze weg verder zal gaan. Als we eenmaal hebben besloten, slaan we vaak aan het twijfelen. Was dit wel de goede keuze; is dit wel de juiste weg voor mij of ben ik beïnvloed door externe factoren? Dergelijke innerlijke twijfel is een teken van een gestoorde galfunctie. Cichorei (*Cichorium intybus*) is dan de aangewezen plant om ons weer in het hier en nu te brengen, weg uit het verleden, weg uit onze toekomstdromen, terug naar het moment, het nu. Pas dan kunnen we als mens zien wat onze plek is in het geheel en beseffen dat we er deel van uitmaken. Het nemen van besluiten komt voort uit een diep, innerlijk bewustzijn, uit trouw aan jezelf. Op lichamelijk vlak stimuleert cichorei de galproductie, helpt tegen miltklachten en hoofdpijn die wordt veroorzaakt door spijsverteringsklachten en die tot uiting komt op het voorhoofd of bij de slapen.

Doelgerichtheid

In de periode van 23.00 tot 1.00 uur speelt de activiteit van de galblaas een belangrijke rol. Als we rond die tijd nog gezellig met vrienden aan de wijn of het bier zitten, zullen we de volgende ochtend nog bezig zijn met de naweeën van de avond, zonder wakker of aanwezig te zijn. Mensen die te weinig eigenbelang hebben, die onverschillig zijn, laten vaak over zich beslissen. Ze kunnen zich uitgeput voelen, wat zelfs tot depressie kan leiden. Ook kunnen er lichamelijke en geestelijke parasieten postvatten. Het ontbreekt deze mensen aan wilskracht om de teugels van het leven stevig in handen te nemen. De galblaas verslapt. De planten alsem (*Absinthium*) en stinkende gouwe (*Chelidonium*) stimuleren de vorming van gal en nemen zo besluiteloosheid, neerslachtigheid, willoosheid en irritatie weg. De belangstelling, de aanwezigheid en de wakkerheid worden juist versterkt.

Emoties

Gal wordt vaak geassocieerd met ergernis en woede. Denk bijvoorbeeld maar aan de uitdrukking ‘zijn gal spuwen’ of ‘iemands gal wekken’.

Galblaas – alvleesklier – milt

Binnen de twee-eenheid van lever en galblaas is de galblaas verantwoordelijk voor de verwerking van de door de lever genomen besluiten over welke stoffen worden uitgescheiden. Daarnaast heeft de galblaas nog een nauwe relatie met de milt en alvleesklier. De milt helpt bij de aanmaak van de galvloeistof door oud bloed af te breken. Fysiologisch gezien zijn de alvleesklier en de galblaas de belangrijkste leveranciers van spijsverteringssappen. Ook worden hier de meeste enzymen gevormd. Die enzymen zorgen voor een optimale voedselvertering.

Vasthouden – verstopping

Een verminderde hoeveelheid gal kan zich uiten door verstopping of telkens terugkerende maagklachten. Als de galblaas vergeet dat zijn kracht het afvoeren van de stoffen is die de lever heeft uitgescheiden dan zal de galblaas zelf proberen te bepalen wat er moet worden afgevoerd. De productiviteit neemt dan af en er wordt te weinig gal geproduceerd.

Zo gaat het ook bij mensen die alles verzamelen en niets kunnen weggooien. Ze klampen zich aan alles vast, zowel materieel als immaterieel, en kunnen niets loslaten. Op lichamelijk vlak kan dat tot uiting komen in de vorm van verstopping. Een actieve galblaas, de juiste voedingstoffen voor een goede spijsvertering en voldoende beweging zorgen voor een regelmatige stoelgang.

Galblaas – agressie

Agressie wordt meestal in verband gebracht met een negatieve, storende activiteit. Deze vorm van agressie, die ook wel ‘destructieve agressie’ wordt genoemd, heeft als doel door anderen pijn te doen materieel gewin of sociale erkenning en macht te bereiken. Agressie uit zelfbehoud echter helpt bij de zelfontwikkeling, neemt hindernissen weg, geeft veiligheid en een gevoel van eigenwaarde. In positieve zin kan agressie ruimte creëren voor iets nieuws.

Voor je persoonlijke ontwikkeling en je persoonlijke vrijheid is het belangrijk om een dergelijke vorm van positieve agressie te ontwikkelen. Als je die eigenschap niet hebt, kun je last krijgen van een opeenhoping van lichamelijke en geestelijke ballast. Die kan zich uiten in de vorm van reuma, jicht, allergieën en huidaandoeningen. De galblaas houdt dus ook verband met het onderwerp 'allergie'. Eigenlijk is het heel raar om onschuldige stoffen als iets vijandelijks te zien en ze aan te vallen. Een allergie is dus in feite niets anders dan een verkeerde vorm van agressie.

Schouders – nek – migraine

Schouder- en nekklachten worden vaak veroorzaakt door een verstopte galblaas. Een nekhernia, kalkafzettingen in de schouderspieren en aanvallen van draaierigheid zijn slechts enkele symptomen die hierdoor kunnen ontstaan. Migraine in de linkerhelft van het hoofd of achter het oog, alsof het oog uit de oogkas wil komen, zijn typische kenmerken van een verstoorde galwerking.

Zintuigorgaan

De Chinese geneeskunde beschouwt de ogen als de poorten naar de functiekring lever en galblaas. Vooral het linkeroog staat in nauwe relatie tot de galblaas. Een verhoogde oogdruk, droge en rode ogen kunnen wijzen op een verstoorde galfunctie.

In de Chinese geneeskunde horen de oren bij de functiekring nieren en blaas. Maar omdat de galmeridiaan direct achter het oor loopt, kunnen klachten zoals oorsuizen ook worden veroorzaakt door een verstoorde galfunctie of door een belasting van de meridiaan.

Tanden

De bovenste hoektanden (tand 13 en 23) staan in relatie tot de lever en de galblaas.

Galblaas – schildklier

De galblaas staat in nauw verband met de schildklier. Als een verstoorde galfunctie niet wordt opgelost, slaat het probleem over op de schildklier. Die relatie komt bijvoorbeeld tot uiting in de uitspraak 'Dat grijpt me bij de keel'. Daarmee willen we eigenlijk zeggen dat onze keel opzwelt van woede. Woede wordt dan ook sterk geassocieerd met de galblaas, alleen komt de woede meestal niet naar buiten, maar blijft die in het lichaam zitten.

Het element ijzer vormt de verbindende factor tussen galblaas en schildklier. Beide organen spelen een rol bij de ijzerstofwisseling en een ijzertekort in het bloed kan dus wijzen op een probleem met deze twee organen. Bij alle schildklierklachten is het belangrijk om ook naar de werking van de galblaas te kijken. Ik raad in dat geval aan de ijzer- en koperwaarden van het bloed te laten meten. Als die te laag zijn, wil dat zeggen dat de galgangen in de lever verstopt zitten.

Wat gebeurt er in het lichaam tussen 23.00 en 1.00 uur?

De afscheiding van cortisol neemt af en het lichaam begint zich te ontspannen. Astmapatiënten kunnen in deze periode een aanval krijgen. Dit is ook de tijd dat de meeste hoestklachten optreden. Mensen met eczeem hebben last van jeukaanvallen. De vitale functies, zoals de bloeddruk, de hartslag en de lichaamstemperatuur, dalen en de stofwisseling wordt trager. De regeneratiefase van de huid breekt aan.

Wat is goed voor de galblaas?

De galblaas lijdt als er sprake is van tijdsdruk en het lichaam onder stress staat. De galblaas is dus het meest gebaat bij rust, ontspanning en tijd.

De gunstige werking van cichorei en stinkende gouwe is al genoemd. Artisjokbladeren (*Cynara scolymus*) behoren absoluut tot de kleine groep planten die gunstig zijn voor de gal. Volgens Kalbermatten komt de essentie van artisjok op tegenstrijdige wijze tot uiting. Aan de ene kant brengt de plant overvloed en volheid tot uiting, maar aan de andere kant werkt hij die overvloed ook juist tegen. De artisjok symboliseert het evenwicht tussen losbandigheid en zelfbeperking.* De plant steunt de mens bij de pogingen het evenwicht te vinden tussen mateloosheid en onthouding.

---

* Kalbermatten, Roger en Hildegard: *Pflanzliche Urtinkturen: Wesen und Anwendung.* Baden en München 2007 (pagina 38).

Lever

Orgaan van kentering, vernieuwing en verandering

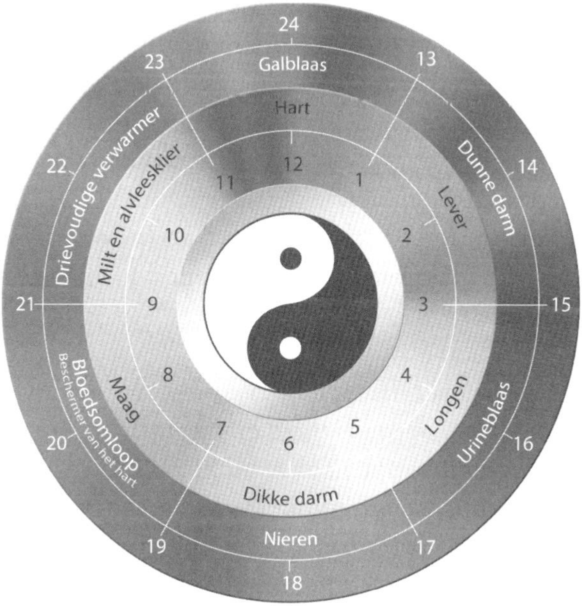

Orgaantijd	1.00 tot 3.00 uur meeste activiteit	13.00 tot 15.00 uur minste activiteit

De reguliere geneeskunde beschouwt de lever als het grootste stofwisselingsorgaan. Via de spijsverteringssappen van de maag, de alvleesklier, de galblaas en de darm komt ons eten uiteindelijk in de lever terecht om daar verder te worden bewerkt. De lever maakt van het opgenomen voedsel iets nieuws, precies wat het lichaam op dat moment nodig heeft. Vitaminen, eiwitten, cholesterol, suiker, mineralen en nog veel meer worden in de lever aangemaakt en over het lichaam verdeeld.

Geneesmiddelen, producten van de stofwisseling, hormonen en stoffen uit het milieu die belastend zijn voor het lichaam of die het lichaam niet meer nodig heeft, worden door de lever verwerkt en via de gal uitgescheiden.

De lever wordt daarom beschouwd als het orgaan van verandering en vernieuwing, zowel in lichamelijke als in geestelijke zin.

Wanneer onze lever niet goed werkt, merken wij dit bijvoorbeeld door vermoeidheid en uitputting rond de belangrijkste orgaantijden: overproductie voelen we van 1.00 tot 3.00 uur, onderproductie van 13.00 tot 15.00 uur. Die periodes zijn ook de beste tijdstippen voor een behandeling of ondersteuning van de lever.

Begrenzing

De lever heeft als taak als 'motor' het bloed en de lichaamsvloeistoffen in beweging te houden en de emoties en gevoelens te reguleren. Omdat de lever giffen kan omzetten in niet-giftige stoffen, beschermt hij de inwendige organen en de bloedsomloop. De lever is eigenlijk een soort 'lijfwacht' van het lichaam. Wanneer iemand het gevoel heeft emotioneel of psychisch afgebeuld te worden, heeft dit als eerste zijn weerslag op de lever.

Vrijwel alle kinderen maken in hun ontwikkeling een koppige periode door, in hun derde levensjaar. Rond die leeftijd wordt het kind zich bewust van zijn 'ik' en neemt afstand van het tot dan toe nog overwegend kosmische bewustzijn en het paradijselijke alleen-zijn. Het 'ik' ontwikkelt zich doordat het afstand kan nemen van het 'jij'. Grenzen trekken en een eigen levensruimte vinden zijn symbolisch voor de lever.

Wanneer een kind zich in die levensfase niet goed kan ontplooien, als het zich door autoritaire opvoedmethoden niet kan ontwikkelen en geen eigen levensruimte kan vinden, zal dat kind als volwassene vaak moeite hebben zijn eigen leven vorm te geven en te bepalen. Aan de andere kant is het ook belangrijk om grenzen te kunnen herkennen, zodat het 'ik' zich kan ontwikkelen. In zijn boek *Kinderen hebben grenzen nodig* heeft Jan-Uwe Rogge dit treffend omschreven. Een te lakse of onverschillige opvoeding leidt tot intermenselijke conflicten en problemen met de eigen identiteit. Pas door ervaring op te doen met grenzen kan het 'ik' leren zich te onderscheiden van het 'jij' en zich zo vormen.

In mijn praktijk heb ik in de loop der jaren al heel veel hyperactieve kinderen behandeld. Die kinderen hadden vaak niet alleen last van rusteloosheid en bewegelijkheid maar ook van eczeem of astma. Dat die symptomen tegelijk voorkomen, komt doordat deze kinderen externe prikkels niet goed verwerken en door de manier waarop ze die prikkels verwerken en veranderen. De symptomen zijn afhankelijk van de locatie van de stoornis. Als het tot uiting komt op de huid, noemt men het 'eczeem', op de slijmvliezen ‘astma’ en als het de zintuigen en het zenuwstelsel betreft, heet het ‘hyperactiviteit’ of ‘ADHD’ (Attention Deficit Hyperactivity Disorder). Met veel patiëntjes ging het al veel beter toen ze een regelmatige dagindeling, duidelijke grenzen, structuren en dus veiligheid kregen. Een homeopathische behandeling van de lever hoort ook altijd bij de behandeling.

Het in stand houden van de eigen persoonlijkheid door een actieve begrenzing ten opzichte van schadelijke psychische invloeden is een belangrijke taak van de lever. De duidelijkste manier om grenzen te stellen tegenover emotionele en psychische uitbuiting, tegenover aanvallen en manipulatie, is het woord ‘nee’. Patiënten die geen nee kunnen zeggen, hebben, zoals gezegd, vaak een verhoogd cholesterolgehalte. Die waarde maakt duidelijk dat de lever de waargenomen prikkels probeert te verwerken, maar zich daarbij te veel inspant. Datzelfde fenomeen, het onvermogen om grenzen te stellen, zie ik ook vaak bij mensen met overgewicht. Door hun lichaamsgewicht geven ze een heel fysieke uiting aan hun grenzen.

Mariadistel (*Carduus marianus*) stimuleert het vermogen om grenzen te stellen en beschermt op lichamelijk en psychisch vlak. Een overactieve lever geeft vaak klachten tussen 1.00 en 3.00 uur, meestal in de vorm van een onrustige slaap of ontwaken.

Aanpassing

Bij de stofwisseling is de lever voortdurend bezig chemische stoffen uit het voedsel om te zetten. Dat proces valt ook door te trekken naar een vergelijking op psychisch vlak. Het vermogen om ideeën en waardevoorstellingen aan te passen en te veranderen komt voort uit de lever. Veel mensen vinden het heel moeilijk om op basis van nieuwe ervaringen eenmaal aangenomen waarden en ontwikkelde inzichten aan te passen of te veranderen. Bij behandelingen vormt de bereidheid van de patiënt om zijn levenswijze te veranderen vaak het grootste struikelblok. In het bloed is dat terug te zien als een te laag cholesterolgehalte. De leverfunctie en de galfunctie zijn verstoord, het vermogen om aan te passen en te veranderen is geblokkeerd.

Paardenbloem (*Taraxacum*) geeft de leverprocessen nieuwe kracht en bevordert zo het aanpassingsvermogen. Een te weinig actieve lever geeft vooral klachten tussen 13.00 en 15.00 uur.

Emoties

Geen grenzen kunnen stellen en geen aanpassingsvermogen hebben leiden tot woede, irritatie, drift en bitterheid. Door de leverenergie te harmoniseren komen deze gevoelens weer in balans.

Weefsels

Woede staat in nauw verband met spierkracht. Vechten, jezelf verdedigen en je vuisten ballen zijn dynamische uitingsvormen van de lever. Aandoeningen van de spieren, pezen en gewrichten houden dus verband met de leverenergie.

Tot die aandoeningen behoren een te lage of een te hoge spierspanning, spiertics, spierspasmes, verlammingen, problemen met de peesschede, kniepijn, heupklachten, abnormaal beweeglijke gewrichten en reumatische aandoeningen.

Zintuigorgaan

De Chinese geneeskunde ziet de ogen als poorten van de functiekring lever en galblaas. De ogen, en dus het zicht, zijn sterk verwant aan de leveractiviteit. Het linkeroog houdt meer verband met de galactiviteit en het rechteroog associëren we met de lever.

Oogklachten kunnen symptomen zijn van leverproblemen. Daartoe behoren troebele lenzen en een troebel glasachtig lichaam, maculadegeneratie, doorbloedingproblemen, ontstekingen, droge ogen en gezichtstoornissen.

Tanden

De bovenste hoektanden (13 en 23) worden ook wel de ‘prikkeltanden’ of ‘oogtanden’ genoemd. Ze hebben stevige wortels, die doorlopen tot aan de onderrand van de oogkas. De hoektanden symboliseren potentie, macht en kracht. Wat je kunt aanpakken, kun je ook kapotmaken.

Veranderingen in de tanden of het tandvlees houden verband met de leverenergie. Bij oudere mensen worden de hoektanden vaak gebruikt als ophangpunten voor een gebitsprothese. Dat verzwakt de functiekring lever en galblaas, en kan leiden tot gewrichtsproblemen. Die komen dan tot uiting als knie- en heupklachten, moeilijkheden bij het lopen en heupfracturen.

Lever en hypofyse

De lever is in hormonaal opzicht nauw verwant aan de hypofyse, de ‘opperklier’, die het grootste deel van onze hormonen regelt. Die verwantschap verklaart ook waarom leverstoornissen kunnen leiden tot een verminderde potentie en een verminderde behoefte aan seks. Menstruatieklachten, zoals opgezette borsten, onregelmatige cyclus, cystes of vleesbomen in de baarmoeder, pijnlijke menstruatie en endometriose (een goedaardige, maar pijnlijke aandoening) kunnen ontstaan door een verstoorde leverenergie.

Leverenergie hoopt zich op in het hoofd

Van de leverenergie is bekend dat ze 'naar het hoofd kan stijgen'. Bij een verstoorde werking van lever en galblaas is er ook vaak sprake van hoofd- en schouderklachten. Daaronder vallen gespannen schouders en nek, schouderpijn en hoofdpijn, vooral aan de slapen. De linkerhelft van het hoofd wijst altijd op ophopingen in de galblaas, de rechterhelft op problemen met de lever. Ook van tinnitus kan de oorzaak in de lever of galblaas liggen, maar een verstoorde nierfunctie is vaker de oorzaak. Een opstijgende en omhoogschietende leverenergie kan ook tot uiting komen in een beroerte.

Vermoeidheid is pijn aan de lever

Leverklachten geven geen pijn – vermoeidheid is de feitelijke 'pijn' van de lever. In de periode tussen 13.00 en 15.00 uur, de periode van middagrust, voelen veel mensen zich vermoeid. Dat kan komen door wat ze hebben gegeten, doordat het eten hun te zwaar valt, maar het kan ook komen doordat de lever te zwaar wordt belast.

Vermoeide ogen, die maar half wakker aanvoelen, zijn duidelijke kenmerken van een overbelaste lever. Ook verlies van eetlust en verlies van levensvreugde zijn tekenen dat de lever lijdt.

Als het heel lang duurt voor iemand herstelt van een ziekte, als die persoon niet zijn oude kracht en helderheid hervindt, is vaak de lever overbelast.

Slaapstoornissen, vooral wakker worden tussen 1.00 en 3.00 uur, wijzen op een verstoorde leverenergie. Het lichaam heeft de herstelperiode 's nachts nodig. Laat eten, 's avonds alcohol drinken en te weinig slaap zorgen ervoor dat de lever zijn werk niet kan doen tijdens zijn orgaantijd. De lever raakt overwerkt en dat uit zich in slecht slapen.

Wat gebeurt er in het lichaam tussen 1.00 en 3.00 uur?

Het prestatievermogen van het lichaam is op een dieptepunt. Het lichaam neemt in deze periode kou sterker waar dan op andere momenten. Dit is het tijdstip waarop het lichaam een grote ontgiftingsfase doormaakt. Bij een zwakke lever kan dit op deze tijdstippen tot migraine of tot ontwaken leiden.

Wat is goed voor de lever?

De lever houdt niet van koude dranken en koud eten, maar juist wel van een glas warm water voor het ontbijt en na het avondeten.

Voedsel is heel belangrijk voor de ondersteuning van de lever, aangezien alle voedingsstoffen door de lever worden verwerkt en omgezet. Goed voedsel vormt dus de sleutel tot een goed werkende lever.

Omdat niet iedereen hetzelfde is en niet elke stofwisseling identiek verloopt, kan ook een voedingsadvies niet voor iedereen hetzelfde zijn. Ook dit is een kwestie van een individueel aangepast voedingsprogramma.

Het individuele voedingsprogramma van 'gezond & actief' bepaalt aan de hand van een uitgebreide analyse welke voedingsmiddelen optimaal passen bij de persoonlijke stofwisseling. De lever kan die voedingsstoffen goed verwerken omdat ze wat betreft hun bouw passen bij de stofwisseling van de patiënt.*

Bewegen is ook heel belangrijk als het erom gaat de lever te ondersteunen. Door te bewegen bouwen we inwendige stress af, krijgen we een helder hoofd en kunnen we ons bevrijden van inwendige druk. Onze lever zal ons heel dankbaar zijn als we naast beweging ook nog aan ontspanning doen.

De twee belangrijkste planten voor de lever, paardenbloem en mariadistel, zijn al beschreven. Aan het rijtje planten die goed zijn voor de lever kunnen we ook nog de zuurbes (*Berberis*) toevoegen.

---

* Meer over dit onderwerp is te vinden op www.gesund-aktiv.com (in het Duits).

Samenvatting: Galblaas – Lever

Organen	Galblaas	Lever
Meeste activiteit	23.00 tot 1.00 uur	1.00 tot 3.00 uur
Rusttijd	11.00 tot 13.00 uur	13.00 tot 15.00 uur
Element	Hout	
Lichamelijke werking	Dynamiek, motoriek	
Psychische werking	Flexibiliteit, aanpassing	
Eigenschap	Beslissing Doelbewustheid	Verandering Vernieuwing
Emoties, gevoelens	Woede, irritatie, driftigheid	
Hormoonstelsel	Hypofyse, schildklier	
Zintuigorgaan	Oog (zien)	
Lichaamsweefsel	Spieren, pezen Heupen, schouders Wiggenbeensholte Amandelen	
Lichaamsvloeistof	Tranen	
Teken van kracht	Nagels	
Smaak	Zuur	
Geur bij ziekte	Ranzig, zuur	
Kleur	Groen	
Planeten	Mars	Jupiter
Jaargetijde	Voorjaar	
Tanden	Bovenkaak 13 en 23 Onderkaak 33 en 43	

Organen	Galblaas	Lever
Basisfunctie	Emotie, gevoel, hartstocht	
Verwezenlijkt	Zelfontplooiing	
Niet verwezenlijkt	Woede, driftigheid, agressie	
Ziektebeelden	Verhoogde oogdruk Schouderpijn Behoefte aan zoetigheid Altijd haast hebben Allergieën Tinnitus Rode ogen Woede, depressies Diarree Duizeligheid Moeite met inslapen Boeren Droge ogen	Onrustige benen Lage bloeddruk Alles is te veel Zwelling en jeuk in genitaal gebied Menstruatieklachten Agressiviteit, woede-aanvallen, driftigheid Galstenen Cysten, vleesbomen, impotentie Abnormaal beweeglijke gewrichten Herpes Vermoeide ogen Brosse nagels Tinnitus, gehoorproblemen Winderigheid, opgeblazen gevoel
Schüsslerzouten	Nr. 2: Calcium phosphoricum	Nr. 6: Kalium sulfuricum
Planten	Cichorei (*Cichorium intybus*) Paardenbloem (*Taraxacum*) Artisjokbladeren (*Cynara scolymus*) Stinkende gouwe (*Chelidonium*)	Paardenbloem (*Taraxacum*) Mariadistel (*Carduus marianus*) Zuurbes (*Berberis*)

3

Psychische basisbehoeften

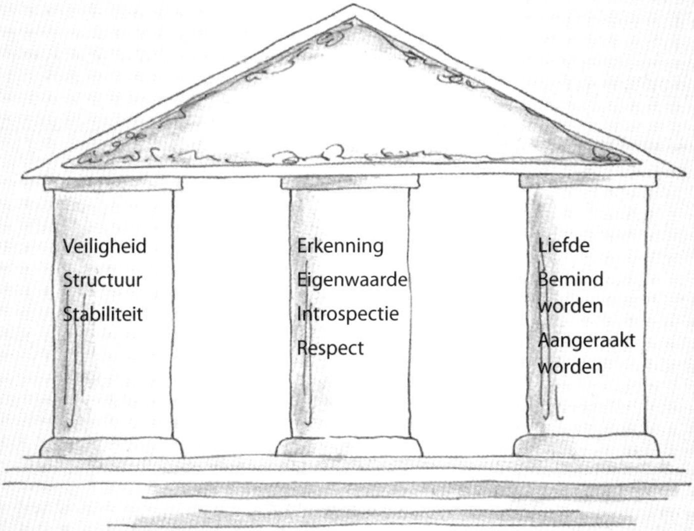

De gezondheid gedijt bij levensvreugde.

Thomas van Aquino

Onze psychische basisbehoeften zijn veiligheid, structuur en stabiliteit, erkenning, eigenwaarde, introspectie, respect, liefde en bemind en aangeraakt worden.

Veiligheid, structuur en stabiliteit

In de baarmoeder en direct na de geboorte is de behoefte aan veiligheid en geborgenheid van elementair belang. In de eerste levensjaren manifesteert dat gevoel van veiligheid zich in de vorm van een oervertrouwen: wat er ook gebeurt, er wordt voor me gezorgd. Veiligheid, structuur en stabiliteit houden nauw verband met de psychische behoeften van de nieren.

Mijn ervaring met het werken met kinderen heeft me geleerd dat de meeste ziektebeelden in de eerste levensjaren verband houden met de nieren. In de periode daarna uiten problemen zich meestal via aandoeningen van de lever. Het oervertrouwen is het fundament van moed en het openstaan voor nieuwe ervaringen.

Kinderen die in de eerste levensjaren te weinig geborgenheid en veiligheid ervaren, zullen daar ook later problemen mee houden, want onzekerheid en angst zijn de belangrijkste hindernissen bij het ontplooien van de persoonlijkheid. Mensen die hier last van hebben, proberen zich altijd in te dekken en vermijden risico's. Ze gaan angstvallig elke verandering in de vertrouwde situatie uit de weg.

Rituelen zorgen voor veiligheid. Daarom zijn een vaste dagindeling en grenzen bij relaties zo belangrijk voor mensen met een gebrek aan oervertrouwen. Stabiliteit uit zich ook in de houding. Een zelfverzekerd mens loopt rechtop, met geheven hoofd en de blik vooruit.

Een gebrek aan veiligheid komt tot uiting in angsten en teruggetrokken gedrag, maar ook in autisme. Een gebrek aan structuur leidt tot passiviteit, depressie en uitzichtloosheid.

Het mineraal silicium geeft structuur en helderheid, stabiliteit en veiligheid. Het is het structuurgevend element van ons lichaam en het is van groot belang voor de botvorming (want silicium geeft de botten structuur en stevigheid, niet calcium), strak bindweefsel, stevige nagels, een mooie huid en glanzende haren. Silicium kan dus ook worden gebruikt om de nierfunctiekring te versterken. Dat blijkt vaak bij de behandeling van steeds terugkerende infecties van de bovenste luchtwegen.

Erkenning, eigenwaarde, introspectie en respect

De behoefte aan erkenning, eigenwaarde en respect heeft te maken met onze relaties met andere mensen en met de maatschappij. De uitspraak ‘Ik ben niet zeker van mezelf’ zegt iets over de nieren, terwijl de relatie tussen ik en jij iets zegt over de dynamiek van de lever, waarmee we ons in de wijde wereld tonen.

In vrijwel alle sprookjes, bijvoorbeeld *Hans en Grietje*, zien we dat de hoofdpersonen uiteindelijk de wijde wereld ingaan. Dat is de fase van uitproberen en uitzoeken. Erkenning en eigenwaarde houden nauw verband met de lever.

Als we die erkenning niet krijgen, leidt dat tot woede, wraak, verdriet, haat en jaloezie. Een gebrek aan eigenwaarde leidt vaak tot onzekerheid, het najagen van statussymbolen, grofheid en het omlaag halen van anderen.

Sociale contacten, het verlangen ergens bij te horen, relaties, familie, vrienden, groepen en verenigingen horen bij de milt en de alvleesklier. Mensen zonder sociale contacten zijn eenzaam en geïsoleerd. Een gebrek aan intermenselijke relaties zorgt voor onzekerheid en twijfel aan de eigen identiteit.

Liefde, bemind en aangeraakt worden

Liefde en bemind worden staan absoluut centraal in het menselijk leven. Zonder liefde en aanraking kan een mens niet bestaan. Voeding houdt het lichaam in stand, maar zonder aanraking verdort de ziel en sterft de mens, omdat er geen contact is. Liefde komt uit het hart en richt zich op het hart.

De eerste liefde die we ervaren, is de liefde van een moeder voor haar kind. Die liefde is perfect en onvoorwaardelijk. Mensen die deze liefde niet ervaren, blijven de hele rest van hun leven op zoek naar liefde. Het verlangen naar liefde wordt de drijfveer van hun leven en ze krijgen te maken met gevoelens van rusteloosheid, eenzaamheid, rouw, jaloezie, depressie en vertwijfeling.

4

Lichamelijke behoeften

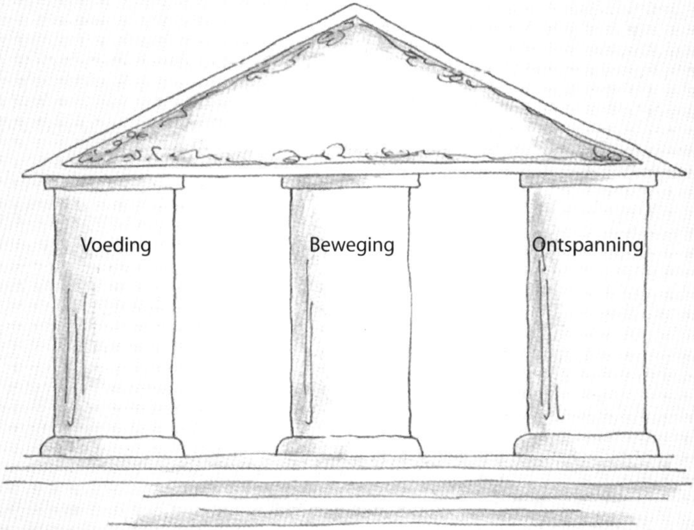

Voedsel moet medicijn zijn,
medicijnen mogen geen voedsel worden.

Hippocrates van Kos

Een gezond lichaam rust op de drie pijlers voeding, beweging en ontspanning.

Voeding

Over het onderwerp voeding zijn boekenkasten vol geschreven. Iedereen beweert weer wat anders, maar de nadruk ligt eigenlijk altijd op het eten, en niet op de mens die het eten tot zich neemt. Omdat wij mensen allemaal heel anders zijn, met heel eigen behoeften, een eigen stofwisseling en eigen levensritme, zijn voedselopname en voedseltransformatie een belangrijk aspect.

Dat werk wordt gedaan door de alvleesklier. Voeding die niet geschikt is voor de stofwisseling belast de functiekring maag/milt en alvleesklier. Dat leidt tot diarree of verstopping, maar ook tot overgewicht of anorexia. De alvleesklier wordt belast door te veel eten, te weinig eten, te koud of te warm eten. De alvleesklier droogt uit als de stofwisseling te zuur is. De belangrijkste oorzaak van een verzuurde stofwisseling zijn stress en te weinig ontspanning.

Een te groot voedselaanbod overbelast de alvleesklier, waardoor deze het voedsel maar ten dele kan verwerken. Het lichaam kan daardoor ook minder voedingsstoffen opnemen. Een slecht functionerende alvleesklier komt tot uiting in overgewicht.

Te weinig eten leidt uiteraard tot een gebrek aan energiereserves en andere reserves. De alvleesklier krijgt ook minder energie en kan dus ook minder energie doorgeven aan de andere organen en weefsels. De huid van de patiënt wordt slap, minder elastisch en bleek.

Te koud voedsel verzwakt het verwarmend vermogen van de alvleesklier. Er zijn ook verkoelende voedingsmiddelen, zoals yoghurt, rauwkost, groente of salade. Op den duur kan de alvleesklier al dat koude voedsel niet meer compenseren. Een slecht werkende alvleesklier leidt tot een opgezwollen, beslagen, bleke tong waar tandafdrukken in blijven staan.

Genotsmiddelen zoals alcohol, koffie, maar ook fastfood produceren over het algemeen juist warmte. Ze zorgen ervoor dat de alvleesklier te hard moet werken. Deze reageert hierop door te veel vocht te produceren, wat leidt tot verstoppingen in het maag-darmkanaal.

Beweging

Te weinig bewegen leidt tot een gebrek aan verbranding. Vooral de alvleesklier, lever, het hart en de longen hebben te lijden onder verminderde lichaamseigen activiteit.

Het aanbod van voedingsmiddelen kan niet voldoende worden verwerkt en omgezet, en er ontstaat overgewicht. Er komt meer voedsel in het lichaam dan het verbruikt en dit leidt tot een gevoel van inwendige zwaarte, traagheid en vermoeidheid. Die traagheid heeft vaak ook haar weerslag op het denken. Patiënten worden flegmatisch.

De opstopping van energie zorgt voor een gevoel van spanning in de lever, wat regelmatig leidt tot kloppende hoofdpijn bij de slapen. Vrouwen krijgen last van PMS, gespannen borsten en hevige menstruatiekrampen. Meer beweging kan in veel gevallen voor verlichting zorgen.

Dat bewegen hoeft geen topprestatie te zijn en een bezoek aan de sportschool is ook niet nodig. Probeer in je dagelijks leven wat vaker te bewegen. Laat de auto eens staan en neem liever de fiets, pak de trap in plaats van de lift.

Vooral voor het hart, ons ritmisch orgaan, is dagelijkse inspanning erg belangrijk. Het bloed stroomt gemakkelijker en de hartdynamiek gaat als vanzelf. Velen van mijn patiënten hebben hun hoge bloeddruk 'omlaag gelopen'. Onthoud: de mens is een 'loopdier'.

Ontspanning

Te veel werken zonder regelmatig uit te rusten slaat op den duur op onze nieren. De nieren zijn de toegangspoort voor lichamelijke kracht. Die kracht is niet onuitputtelijk; om de energiereserves aan te vullen is het belangrijk dat we regelmatig uitrusten. Helaas merk je het niet meteen als je roofbouw pleegt op je lichaam, maar pas na een tijdje. Ook mentale overbelasting gaat ten koste van de functiekring nier en blaas, want door veel na te denken komt er veel energie in ons hoofd en raken onze nieren leeg. Bij elke inspanning hoort absoluut ook voldoende ontspanning.

Slaap en ontspanning brengen onze activiteiten overdag weer in balans. Nachtrust is goed voor het herstel. Als die rust niet voldoende is, moet het lichaam zijn reserves aanspreken en zijn eigen energie verbruiken. Dit uit zich in overbelasting van de nieren en de bijbehorende organen. Ziektebeelden zijn een slechte afweer, allergieën, eczeem, astma en reumatische aandoeningen, en zelfs kanker.

De slaap zelf is een functie van het hart. Wanneer we te weinig slapen, komt ons hart niet meer tot rust. Die rusteloosheid leidt tot slaapproblemen. Zo ontstaat een vicieuze cirkel, die angst- en paniekaanvallen tot gevolg heeft. Een gebrek aan slaap leidt verder tot concentratieproblemen, vergeetachtigheid, lichamelijke verzwakking en afweerproblemen.

Als inspanning en ontspanning in evenwicht zijn, dan zijn ook lichaam en geest in balans, want dat evenwicht houdt verband met een uitgebalanceerde werking van de lever. Veel mensen hebben moeite die balans te vinden en zijn daarom geprikkeld, nerveus en voelen zich opgejaagd.

Het leven hangt heel nauw samen met de vitale behoeften van het lichaam. Die behoeften garanderen de groei en het behoud van het leven

Tot slot

Alles met elkaar in harmonie brengen is natuurlijk niet altijd mogelijk, maar het is wel een mooi streven.

Elk orgaan van ons lichaam heeft een heel bijzondere taak. De activiteit van de organen heeft van nature een cyclus van hogere activiteit en rustfasen. Juist rond die specifieke orgaantijden vallen de symptomen van lichamelijke klachten meer op.

Ons lichaam geeft ziektesignalen af als het de lichamelijke en geestelijke 'ontsporingen' niet meer kan compenseren. Hoesten en verkoudheid kunnen bijvoorbeeld een aanwijzing zijn dat het lichaam overbelast is en wat rust nodig heeft. Als we aan die behoefte voldoen, verdwijnen de ziekteklachten vaak snel. Doen we het niet, dan kan een 'acuut probleem' uitgroeien tot een 'voortdurend probleem' en dus een chronische ziekte.

Ik hoop dat het lezen van dit boek je een eindje op weg helpt om de taal van je organen beter te begrijpen en dat de informatie je helpt een evenwicht te vinden tussen lichaam, ziel en geest.

Ik wens je daarbij veel succes!

Over de schrijver

Natuurgeneeskundige Lothar Ursinus, geboren in 1950, staat sinds 1986 aan het hoofd van het Centrum voor Natuurgeneeswijzen Alstertal in Hamburg. Hij heeft een systeem ontwikkeld om resultaten van laboratorium-onderzoek klinisch (volgens de traditionele geneeskunde), natuurgeneeskundig en volgens gangbare psychische opvattingen holistisch te interpreteren. Tijdens talloze cursussen en lezingen geeft hij die kennis door aan andere natuurgeneeskundigen en artsen. Zijn jarenlange laboratoriumervaring met de analyse van stofwisselings-processen vormt de basis voor het door hem ontwikkelde individuele voedingsprogramma 'gezond & actief' ('gesund & activ').

www.gesund-aktiv.com

Overzicht gebit

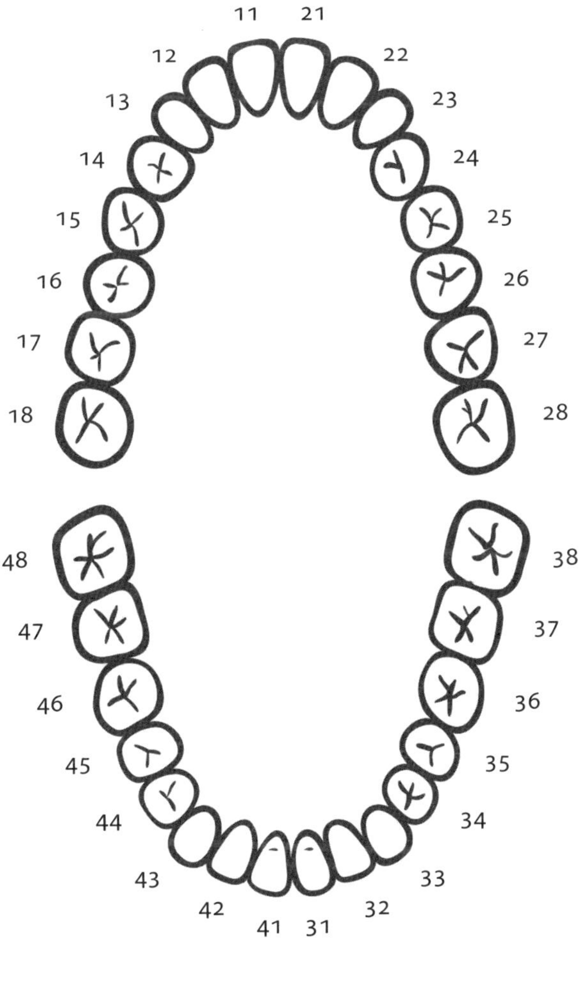

Literatuur

Caffin, Michele: *Als tanden konden kiezen: een inleiding in de energetische tandheelkunde*, Uitgeverij Ankh-Hermes BV, Deventer 2001

Da Silva, Kim: *Der inneren Uhr folgen: Mit der Organuhr zu einem gesunden Tagesrhythmus*, München 2001

Gleditsch, Jochen M.: *Reflexzonen und Somatotopien: Vom Mikrosystem zu einer Gesamtschau des Menschen*, Schorndorf 2005

Martin, Michael: *Labormedizin in der Naturheilkunde*, München 2006

Kalbermatten, Roger und Hildegard: *Pflanzliche Urtinkturen: Wesen und Anwendung*, Baden und München 2007

Köster, Walter: *Spiegelungen zwischen Körper und Seele: Psychosomatische Zusammenhänge erkennen und mehr über sich selbst erfahren*, Stuttgart 2006

Koob, Olaf: *Wat onze organen ons te vertellen hebben: wat is de basis van onze fysieke en psychische gezondheid?* Christofoor, Zeist 2006

Platsch, Klaus-Dieter: *Psychosomatik in der Chinesischen Medizin*, München 2005

Rogge, Jan-Uwe: *Kinderen hebben grenzen nodig*, M.O.M., Houten 2002, 1e druk van Holkema & Warendorf, 1997

Ursinus, Lothar: *gesund & aktiv – Das Stoffwechselprogramm: Endlich gesund abnehmen, mit Nahrungsmitteln, die optimal auf Ihren persönlichen Stoffwechsel abgestimmt sind*, Darmstadt 2008

Vogel, Heinz-Hartmut: *Die vier Hauptorgane: Herz, Niere, Leber, Lunge: Anthroposophisch-menschenkundliche Gesichtspunkte zur Entwicklungsgeschichte, Pathologie, Psychosomatik und Therapie*, Bad Boll 1995

Vogel, Heinz-Hartmut: *Organe der Ich-Organisation*, Bad Boll 1996

Vogel, Heinz-Hartmut: *Wege der Heilmittelfindung*, Bad Boll 2001

Aansprakelijkheid

De informatie en de voorgestelde zelfhulpmethoden en middelen zijn door de schrijver naar eer en geweten verzameld. De inhoud is met de grootste zorgvuldigheid gecontroleerd, toch kunnen fouten niet helemaal worden uitgesloten. Voor inhoudelijke fouten aanvaarden de schrijver en uitgever geen aansprakelijkheid. De schrijver en uitgever kunnen ook geen garanties geven. De inhoud van dit werk belooft geen genezing en vervangt in geen geval de diagnose en behandeling van ziekten en andere lichamelijke aandoeningen door een arts of natuurgeneeskundige. De schrijver en uitgever distantiëren zich uitdrukkelijk van enige beloften of toezeggingen over genezing. De beschreven methoden en voedingssuggesties zijn geen vervanging van een medische behandeling. Vooral de beschrijving van diagnoses volgens de Chinese geneeskunde dient uitsluitend ter informatie en is geen diagnose op afstand.

Alle informatie is een vrijblijvend hulpmiddel voor hulpzoekenden en kan een aanvulling zijn op een behandeling. Gebruikers wordt echter aanbevolen elk risico zorgvuldig te overwegen en eventueel bij een arts na te vragen of er enige bedenkingen zijn.

Mijn bloed vertelt mij...

Bloedwaarden klinisch, natuurgeneeskundig en holistisch interpreteren

Lothar Ursinus

ISBN 978 94 6015 156 9
320 pagina's
Volledig in kleur
€ 27,50

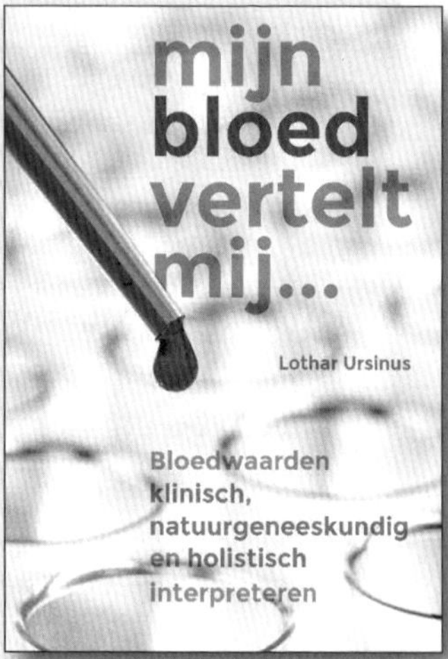

Bloedwaarden zijn veel meer dan kolommen met getallen. Ze betekenen iets: ze geven informatie over de mate van ons welzijn en kunnen op mogelijke ziektes wijzen. Laboratorium-analyses zouden een exact beeld moeten geven van de algehele toestand van een patiënt en niet slechts het ziektebeeld objectiveren.

In dit boek worden bloedwaarden vanuit klinisch, natuurgeneeskundig en holistisch oogpunt geïnterpreteerd, waarbij vele interessante verbanden tussen individuele organen of systemen helder worden. Zo wordt bijvoorbeeld duidelijk waarom de schildklier reageert als de gal zich ophoopt of de progesteronhuishouding niet in harmonie is. Ook wordt helder welk effect elke afzonderlijke laboratoriumwaarde heeft op het psychische vlak.